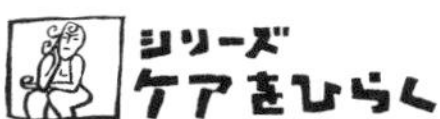

超人ナイチンゲール

栗原 康

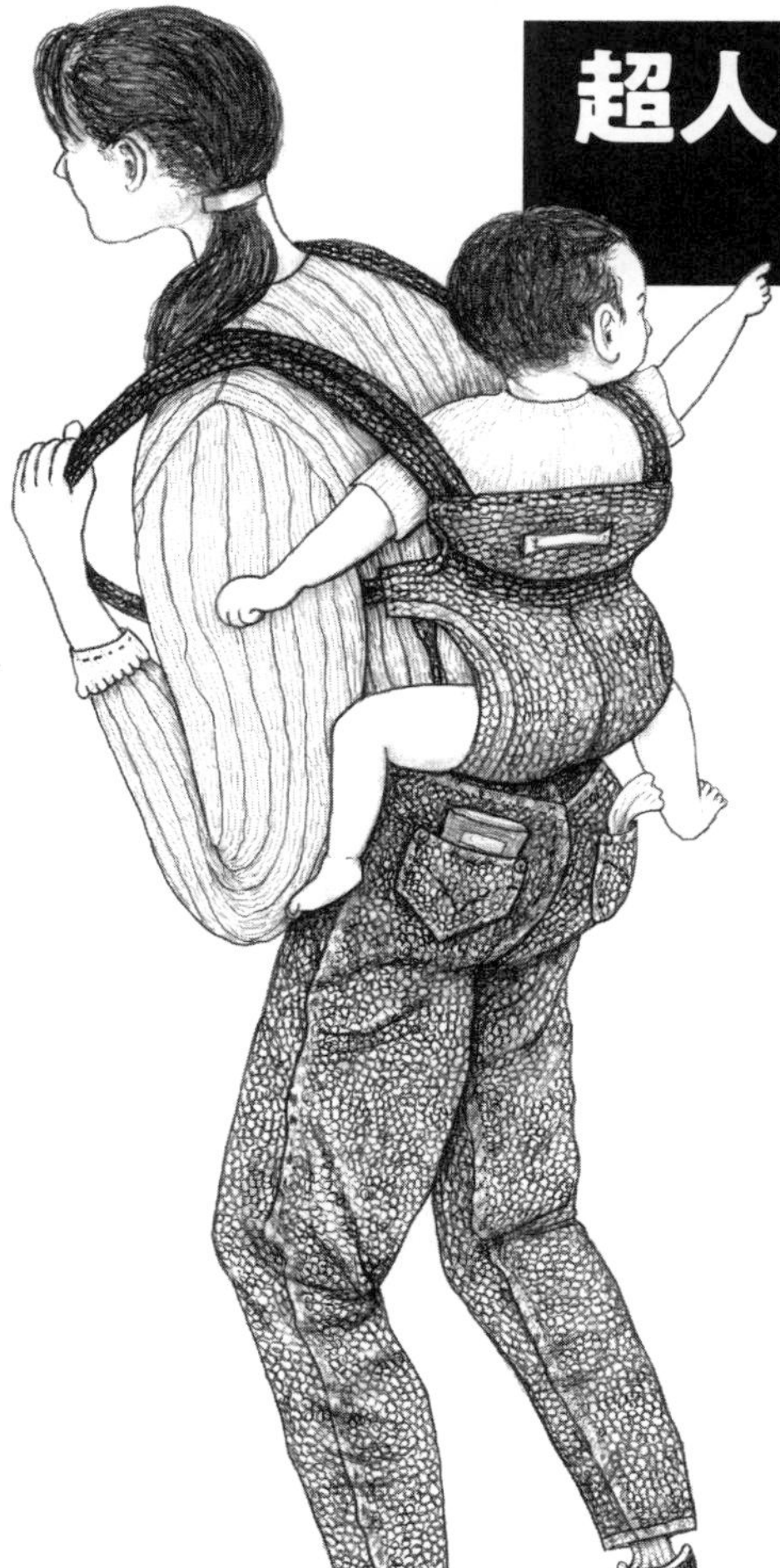

医学書院

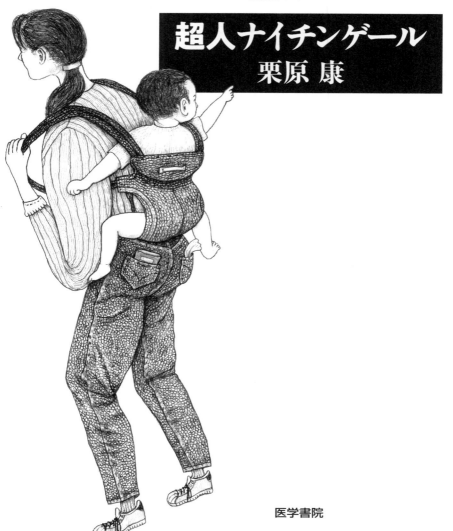

はじめに

あれは去年の一二月。地元の喫茶店で、編集者の白石正明さんとおしゃべりをしていたときのことだ。「〈ケアをひらく〉ときいて、パッとおもいうかぶのはなんですか?」。そうきかれて、わたしは「看護師でしょう」とこたえた。

なにをどう「ひらく」のかはさておいて、とにかく看護師ってすごいなとおもっていたのだ。大病を患って、めっちゃお世話になったとかそういうことではない。きっかけは、ネコ。野良ネコのきたろうだ。

この数年、わたしはご近所さんたちと野良ネコを飼っている。地域ネコだ。なかでも一番面倒をみていたのが、きたろうである。額にキズがあって見た目はいかついのだが、これが人懐っこくてかわいい。いちど出くわすと、どこまでもくっついてくる。いっしょに散歩ができるんだ。犬かよ。

そんなある日、きたろうが倒れてしまう。それをご近所さんが救出。どうも帰宅したら、玄関前にきたろうが突っ伏していたらしい。とっさに自転車カゴに放りこみ、病院まで猛ダッシュだ。医

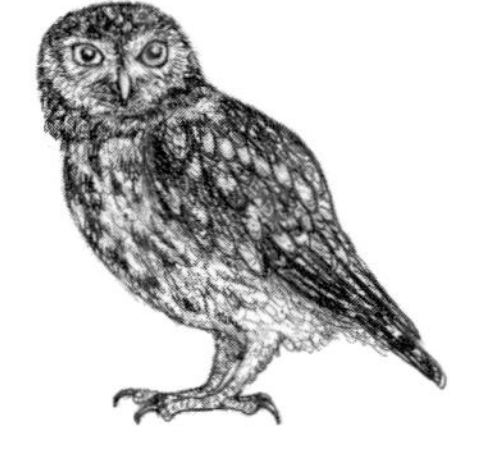

師から告げられた病名は、ネコエイズ。不治の病だ。しかも一か月はつきっきりで看護しないとすぐに死んでしまうという。それをきいて、ご近所さんは決意する。仕事を辞めたのだ。わたしはその話をきいて大感動。しかしネコ助けのためとはいえ、ハンパない行動力だ。なにをやっているひとなのだろう。すこし仲良くなってから職業をきいてみると、なんと看護師だった。このときは元看護師だけどね。

しかし、どうりでいっしょに薬をあげているとき、落ちついているとおもったのだ。わたしがきたろうを抱えると緊張が伝わるのか、ギャアとなってしまうのだが、看護師さんが堂々とおさえるとおとなしくなる。すごい。

おかげできたろうは元気になったのだが、これがまた弱いのに喧嘩っ早い。しょっちゅう血まみれでぶっ倒れている。いつもおなじ右腕がやられているのだ。ネコパンチをかわされて、そのままガブリと噛みつかれているのだろう。それをまた看護師さんがみつけて、応急処置だ。ちょくちょく、そこらの草むらに転がっているのをひろってくる。正直、わたしには発見できない。たぶん看護師さんはきたろうとシンクロしていて、なんとなく考えていることがわかっているのだとおもう。ケアだよ。

しかし、おととしの正月のことだ。近所のネコ屋敷で再びドンパチがおこる。きたろうvsアメシュ。元日決戦だ。きたろうはそれで深手を負い、そのまま帰らぬひととなってしまった。あばよ、きたろう。

さて、わたしが看護師に興味をもったのは、このときからだ。あきらかに、ぼくら素人とはもっている力がちがう。これはいったいなんなのか。そもそもケアってなんだ。もっと知りたいとおもっていた。

そんなときに声をかけてくれたのが白石さんだ。わたしが「看護師、ヤバいっすよ」といっていたら、「じゃあ、うちでナイチンゲールの評伝でも書きませんか」と誘ってくれた。えっ、ナイチンゲール?

実のところ、わたしはナイチンゲールのことをほとんど知らなかった。ちっちゃいころ、よく伝記まんがは読んでいたのだけれど、ナイチンゲールの本を手にとろうとおもったことはなかった。もちろん、「近代看護の母」とか「クリミアの天使」と呼ばれているのは知っていたのだ。だけど、なんだか道徳の教科書みたいなイメージが強くてね。世のため、ひとのため。清く、正しく、美しく。ちょっと口が悪くなってしまうが、そういうのにはヘドがでる。それで敬遠していたのだ。

しかし、どえらいひとなのはたしかだし、ただの読まずぎらいかもしれない。そうおもって、白石さんの提案にのってみた。はじめて読んだのは「カサンドラ」。ナイチンゲールの自伝的小説だ。わたしはこれを読んで、びっくり仰天。このひとぶっとんでいるよ。いい意味で、イメージがひっくり返されたのだ。

どんな話なのか。詳しくは本編でふれるが、イギリス上流階級に生まれたナイチンゲール。三〇代半ばまで、なにもさせてもらえなかった。女は結婚して、男に尽くすのがあたりまえ。とりわけ、まだ賤(いや)しい仕事だといわれていた看護の仕事に就くことなんてゆるされなかった。この小説では、その恨みつらみがぶちまけられる。

結婚制度や男社会への激しい怒り。けっきょく、主人公はなにもできないまま死んでしまうのだが、最後にボソッとこうつぶやくのだ。「つぎのキリストは、おそらく女性だろう」。いいかえてみるよ。イエス・キリストはわたしだ。

結婚を拒否しつづけ、看護の道をきりひらく。男に依存しなくても、女は生きていける。その先駆者である自分をキリストに重ねているのだ。やりたいこともやらずに生き延びるくらいなら、はりつけにされたほうがまだマシだ。

あとさきなんて考えなくていい。没落してもいい。いざ看護師になれば、感染症がひろがっているその現場に、みずからすすんで身を投じていく。たとえそれで命を落としても、その姿をみて共鳴したものたちが、われもわれもとあとにつづいていく。それがキリストの生をいきなおすということだ。

もしかしたら、ぼくらがあたりまえだとおもっている近代的な人間を超えてしまっているのかもしれない。いつも将来のことを考えて、リスク計算をして合理的に生きる。そんな人間のありかたを突きぬけてしまっているのだ。本書では、ニーチェのことばを借りて、それを「超人」と呼んでおきたい。

よし、準備完了だ。そろそろナイチンゲールの評伝をはじめさせていただきたいとおもいます。一九世紀のイギリスに「超人」があらわれた。はりつけ、上等。このひとを見よ。えらいこっちゃ。

わたしが世界を救うんだ。自分の将来をかなぐり捨てて、看護のいまを生きていく。ケアの炎をまき散らす。その火の粉を浴びて、あなたもわたしも続々と「超人」に生まれ変わっていく。みんなナイチンゲールだよ。いくぜ。

超人ナイチンゲール　目次

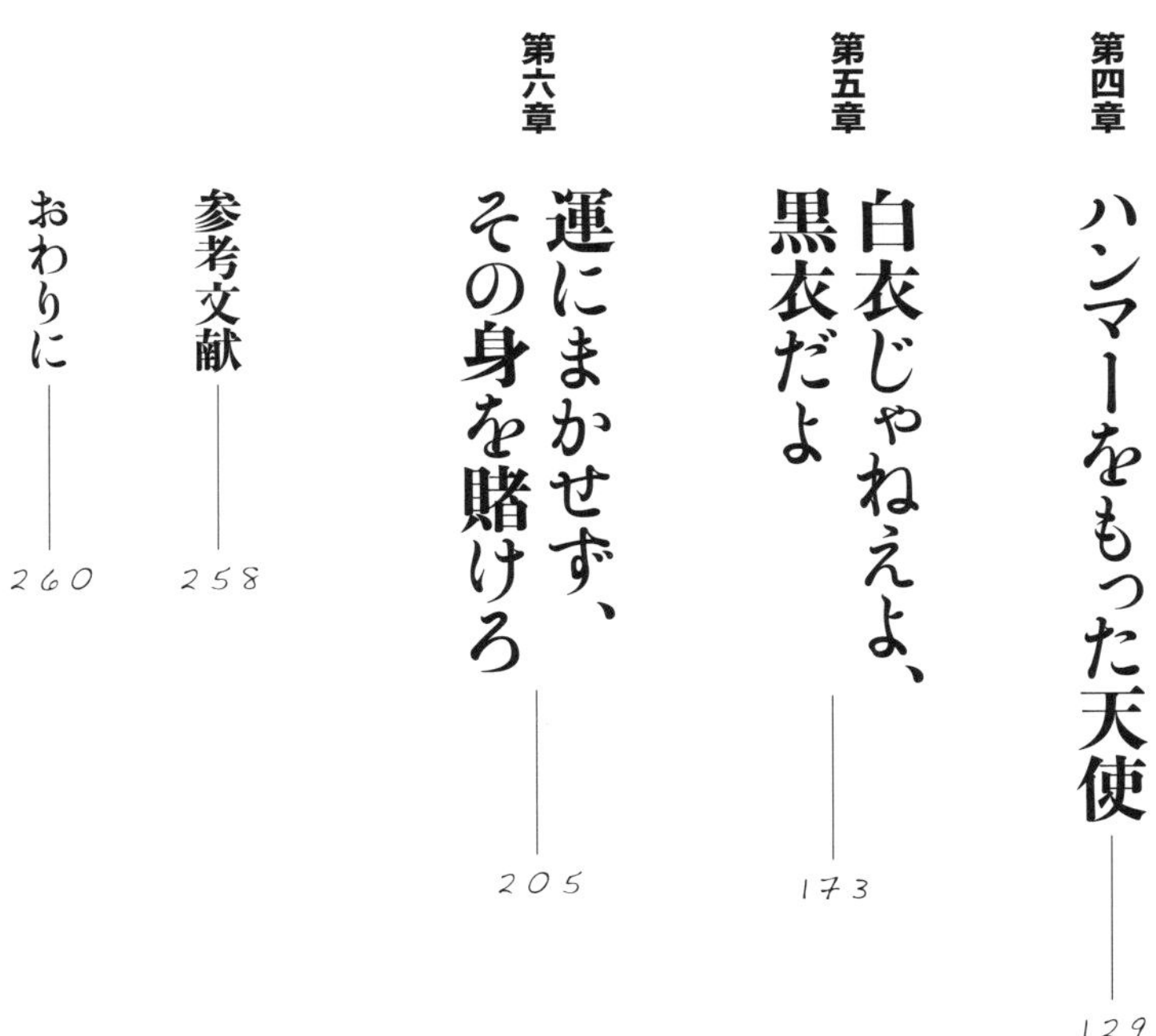

装画・本文イラスト　秦直也
ブックデザイン　加藤愛子（オフィスキントン）

[第四章]　ハンマーをもった天使

33歳	1854	3月、クリミア戦戦争はじまる。
34歳	1854	9月、アルマの戦い。ラッセルが「タイムズ」へ寄稿。 10月、クリミア看護派遣団結成。ナイチンゲールは総監督に。21日にロンドンを出発。 11月、ナイチンゲール看護団が、ブローニュ、パリ、マルセイユを経て5日にスクタリに到着。同日インケルマンの戦い。勝利したものの損害は甚大。 12月、イギリスの女王ヴィクトリアがハーバートに手紙をだし、その後ナイチンゲールは2つの進言が受け入れられる。

[第五章]　白衣じゃねえよ、黒衣だよ

34歳	1855	1月、アバディーン内閣倒壊。後ろ盾だったシドニー・ハーバートも辞職。 3月、ジョン・サザーランド衛生調査委員会がスクタリへ。同じころアレクシス・ソワイエが食事大改革。
35歳	1855	5月、スクタリからクリミア半島へ。熱病にかかる。
	1856	3月、ナイチンゲールを「全陸軍病院における女性看護団の総監督」とみとめる公文書発布。 クリミア戦争終わる。

[第六章]　運にまかせず、その身を賭けろ

36歳	1856	9月、ビクトリア女王に謁見。軍改革の提言。 10月、王立委員会設置。
37歳	1857	私的報告書「英国陸軍の健康、能率および病院管理に影響を及ぼしている諸事項についての覚え書」を著し、頒布。 8月、過労で倒れる。
39歳	1859	『看護覚え書』出版。
40歳	1860	7月、セント・トーマス看護訓練学校開校。
41歳	1861	8月、シドニー・ハーバート死去（50歳）。
46歳	1867	首都圏救貧法成立。
87歳	1907	女性としてはじめてメリット勲位を授与される。
90歳	1910	8月13日、生涯を閉じる。

あらすじ年表

［第一章］　ある日、とつぜん神はやってくる

	1818	両親結婚。新婚旅行でヨーロッパ大陸へ。
	1819	姉パースィノープ誕生。
	1820	5月12日、フローレンス誕生！
1歳	1821	イギリスに帰国。
16歳	1837	2月7日、はじめて神の声を聞く。

［第二章］　憑依としての看護

17歳	1837	9月、フランス&イタリア旅行に出発（1839年4月に帰国）。
		12月、ニースへ。
	1838	1月、フィレンツェへ。
18歳		9月、ジュネーブで師匠シスモンディに会う。その後パリへ。パーティの日々。メアリー・クラークに会う。
22歳	1842	夏、リチャード・モンクトン・ミルンズ、第二の師匠ブンゼン男爵との出会い。
24歳	1844	春、看護師になる決意。
	1845	春、いとこのヘンリー・ニコルソンの求婚を断る。
25歳		12月、看護師になりたいと伝えるが家族に大反対される。

［第三章］　つぎのキリストはおそらく女性だろう

26歳	1846	10月、ブンゼンからドイツのカイゼルスベルトにあるディアコネス学園の年報を入手。
27歳	1847	9月(?)、ミルンズからプロポーズ。
		10月、ブレースブリッジ夫妻とともにローマ旅行に。新婚旅行中のハーバート夫妻と出会う（翌年4月に帰国）。
29歳	1849	6月(?)、ミルンズの求婚を断る。
		10月、ブレースブリッジ夫妻とエジプト&ギリシャ旅行（翌年8月に帰国）。
30歳	1850	7月、カイゼルスベルトのディアコネス学園で2週間見学。
31歳	1851	7月、ふたたびディアコネス学園へ。3か月修行。
32歳	1852	「カサンドラ」執筆。
33歳	1853	8月、ロンドン・ハーレー街の「婦人家庭教師のための療養所」の看護監督に就任。

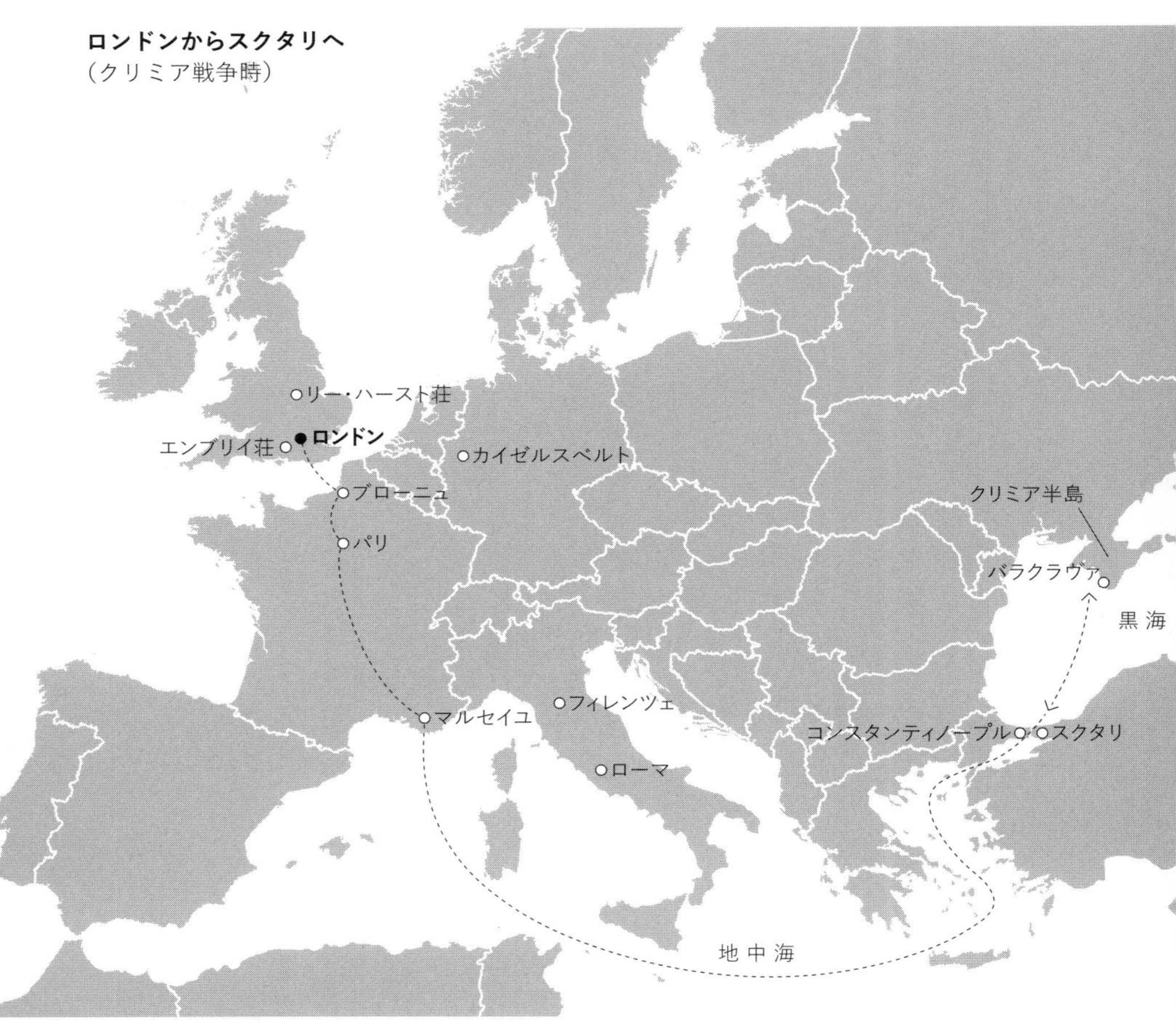
ロンドンからスクタリへ
（クリミア戦争時）
リー・ハースト荘
ロンドン
エンブリイ荘
カイゼルスベルト
ブローニュ
パリ
クリミア半島
バラクラヴァ
黒海
フィレンツェ
マルセイユ
コンスタンティノープル
スクタリ
ローマ
地中海

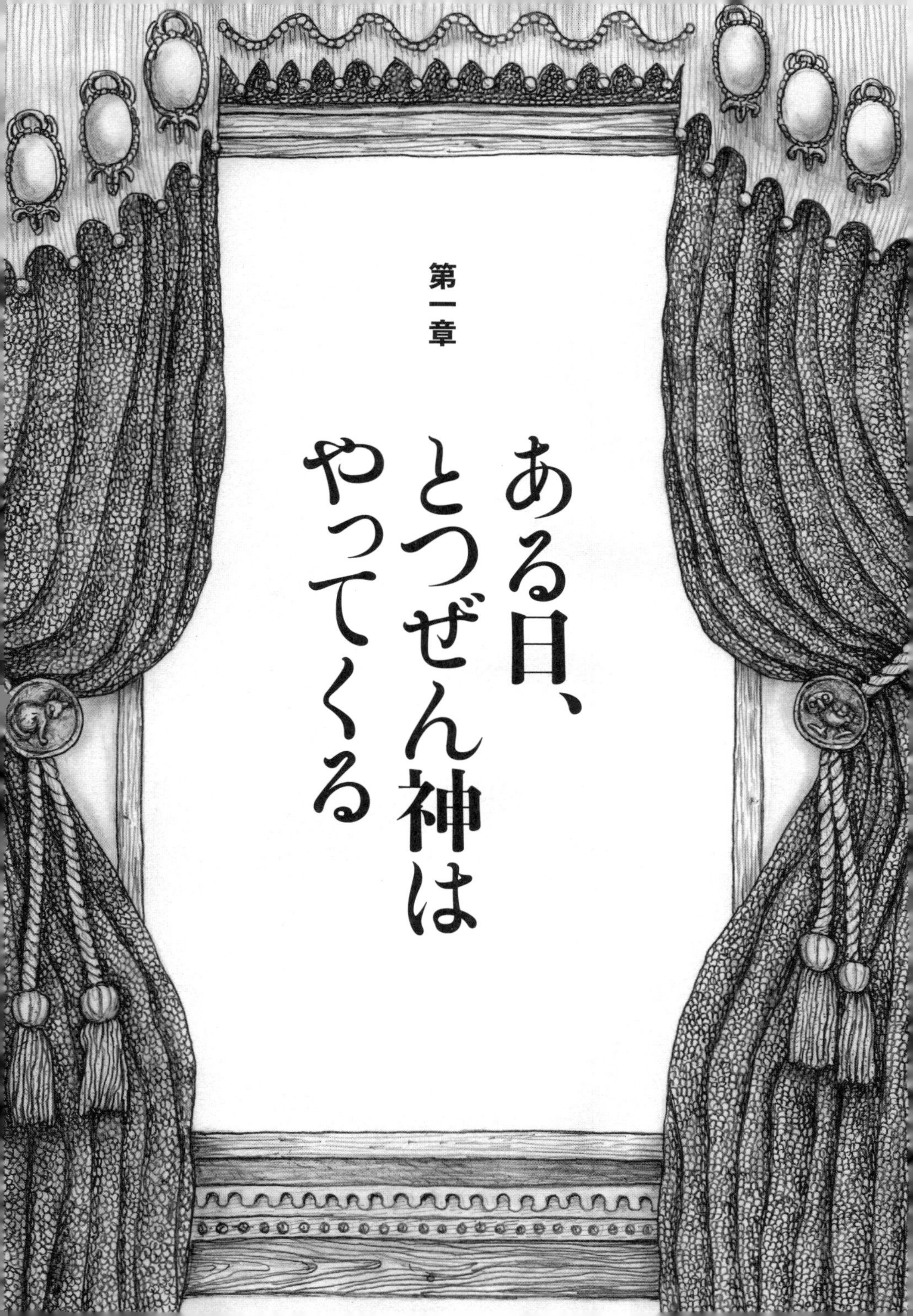

第一章

ある日、とつぜん神はやってくる

ボンジョルノ！

おめでとう。フローレンス・ナイチンゲールの誕生だ。ときは一八二〇年五月一二日。場所はイタリアのフィレンツェ。ちなみにフローレンスという名前は、フィレンツェを英語よみにしたもので、フィレンツェには「花の都」という意味がある。花のように美しい娘に育ってほしい。しかしファミリーネームのナイチンゲールにしても、美しい鳴き声で知られる鳥の名からきているわけで、どれだけ美しさがかけられているんだというところだろう。鳥と花。ナイチンゲール花子だよ。

そうそう、ついでにいっておくと、ナイチンゲールは一八二〇年生まれとキリがいいので、年齢計算がラクチンだ。以後、年号から二〇を引けば年齢がパッとわかるとおぼえておいてほしい。

さて、両親はイギリス人。新婚旅行中、三年目の出産だ。えっ、新婚旅行を三年もですか、と疑問におもうひともいるかもしれない。なぜそんなことができたのか。はたらいていないからだ。時間がたっぷりあるからだ。いまこれをかいているわたしも無職でヒマなのだが、状況はちょっとだけちがう。ナイチンゲール家はイギリスの上流階級。スーパー・ハイパー・カネもちなのだ。

お父さん、ウィリアムはケンブリッジ大学ほか、三つの大学をでた教養人。芸術好きの、ものしずかな紳士だ。二一歳のときに大叔父の遺産をうけついで、一気にカネもちになり、しかも資産となった土地からは鉛の鉱脈が発見されて、さらに資産価値があがっていく。なにもしなくても、資産運用でウハウハなのだ。ケンブリッジ大学にかよっていたころには、すでに年収が七〇〇〇〜八〇〇〇ポンドあったという。

当時、イギリス大貴族の年収は一万ポンドくらい。貨幣価値の変動があって、振れ幅が大きいのだが、いまの日本円にすると一億五〇〇〇万円くらいだ。お父さんのふところにも、毎年、億単位の金額がはいっていたのである。医者や将校など中流階級とよばれるひとでも年収は三〇〇ポンドくらいだったし、庶民にいたっては、ひとり六〇ポンドもあれば悠々自適にくらせたというから、どんだけカネもってんだよというところだろう。われらがナイチンゲールにしても、死後、遺産を計算したら三万六〇〇〇ポンドあったという。五億四〇〇〇万円くらいだろうか。ちゃんといっておくよ。ぶっとんだカネもちなのだ。

お母さんのフランセスも上流階級出身。かの女のじいちゃんが商人でひともうけしたらしい。父ちゃんはそのカネをつかって政治家になり、貧民救済、慈善事業にいそしんだ。奴隷制廃止をうったえるアボリショニスト（廃絶主義者）でもあった。いいひとだ。だけど、その熱い心は息子にも娘にもひきつがれず、フランセスたちはありたけのカネをつかって、レッツ・パーティ。舞踏や酒宴にあけくれた。なにせフランセスの愛称はファニー。おかしいのだ。

このファニー、わかいころは恋に夢中になり、家を捨てようとしたこともあったらしい。同年代の将校さんに恋をして、結婚をちかいあったのだ。だけど家の人たちに説得される。あなた、あのひと年収四〇〇ポンドしかないけど、それでもいいの？な、なんですと⁉それをきいて、驚愕したファニーは恋にさめてしまう。そのころの四〇〇ポンドは、いまでいうと六〇〇〇万円くらい。わたしからしたら、じゅうぶん金持ちなのだが、ファニーには極貧でしかなかったのだろう。グッバイ、将校。

現実をみよ。つらいわかれを経験したものだから、ファニーの結婚観は愛だの恋だのではなくなってしまう。目標はただひとつ。より大きな家にとついで、より大きな富と名声をえることだ。一家の舵取りをして栄華をきわめよ。世間体に人生を捧げろ。みごとそのお目にかなったのがウィリアムだ。弟の友だちで、ちょくちょく家に遊びにきていたこの大富豪がえらばれた。

ファニーには野心に欠けるウィリアムがすこしものたりなかったが、結婚してから教育すればどうとでもなる。ウィリアムはファニーにぞっこんだった。オー、ビューティフォー。一八一八年、ふたりは結婚をして、すぐに新婚旅行にとびたっていった。ヨーロッパ旅行だ。しょうじき、ウィリアムは一生もどってこなくてもいいとおもっていた。はたらかなくても死ぬほどカネははいってくるし、そのつど旅先で屋敷でも借りて、あきたらつぎの街に移動すればよい。

ながい、ながい新婚旅行。まずは二年目、ファニーは長女を出産。ナポリでうまれたので、その古名にちなんでパースィノープと名づけた。愛称はパース。そして翌年、フィレンツェにてフローレンスがうまれている。みんなからはフローとよばれていたので、しばらくそうよばせてもらおう。

ボンジョルノ！

すみません、名前があたまにはいってきません。そんなひともいるかもしれないので、いったん登場人物を整理しておこう。

ウィリアム・エドワード・ナイチンゲール（一七九四〜一八七四）……父（ウィリアム）
フランセス・ナイチンゲール（一七八八〜一八八〇）……母（ファニー）
パースィノープ・ナイチンゲール（一八一九〜一八九〇）……姉（パース）
フローレンス・ナイチンゲール（一八二〇〜一九一〇）……主人公（フロー）

どっちに住もうか、豪邸二軒

さてフローがうまれて、はや一年。そろそろ帰国のときがきたようだ。そうファニーはおもった。ウィリアムはまだイタリアをプラプラしていたかったが、ファニーに説得された。おまえ、イギリス紳士としての自覚をもてよ。せめて公の場で活躍しろ。ウィリアム、しっかりしなさい。

一八二一年、一家はイギリスにもどってきた。でも家がない。ウィリアムがえらんだのはダービシャー州のハロウエイ村。そこにはかつて大叔父が住んでいた古い邸宅があった。ここでどうだろう。ダメよ、ダメ、ダメ。こんなこきたない家に住めるわけがないでしょう。ちっ。ウィリアムが筆をとる。建築士さながら新居の設計図をかいたのだ。さすが教養人。ちかくのリー丘に豪邸をたてた。リー・ハースト荘だ。

そのだだっぴろい敷地のほとんどは草原。家の裏には、テラスにつづいて庭園、菜園、果樹園がひろがっていて、さらにそのさきにはまた草原がひろがっている。家からのながめは絶景だ。しかし新居にはいってすぐに、ファニーがイラだちはじめる。こんな家、住めたもんじゃない。

とにかく屋敷がせまいのだ。よっぽどせまい、せまいといいまくっていたのだろう。娘のフローもそうおもってしまう。大人になってから、よく友人たちにうちはせまかったんですよとしゃべっていたらしい。「だって部屋が一五しかないんだもの」。いってくれるぜ、ナイチンゲール。

それにむちゃくちゃ寒かった。ダービシャー州はロンドンよりも北部。冬はたえられない。こんなの子どもの健康によいわけがない。死んじゃうよ。だいたい、自然にかこまれていいだなんていうやつがいるけれど、わたしは田舎がキライなのだ。ロンドンからとおい。これじゃ、世界中の名士をあつめてレッツ・パーティができないじゃないか。マジ、孤立。せまい、さむい、つまらない。

そういわれるとウィリアムはぐうの音も出ない。すみませんでした。ウィリアムはロンドンちかくのハンプシャー州ロムジイにも住居をかまえた。こんどはさらに広大な家だ。もう城のレベルである。エンブリイ荘だ。

屋敷は森にかこまれ、正面には広大な芝生がひろがっている。玄関を出て門番までの通路の両側

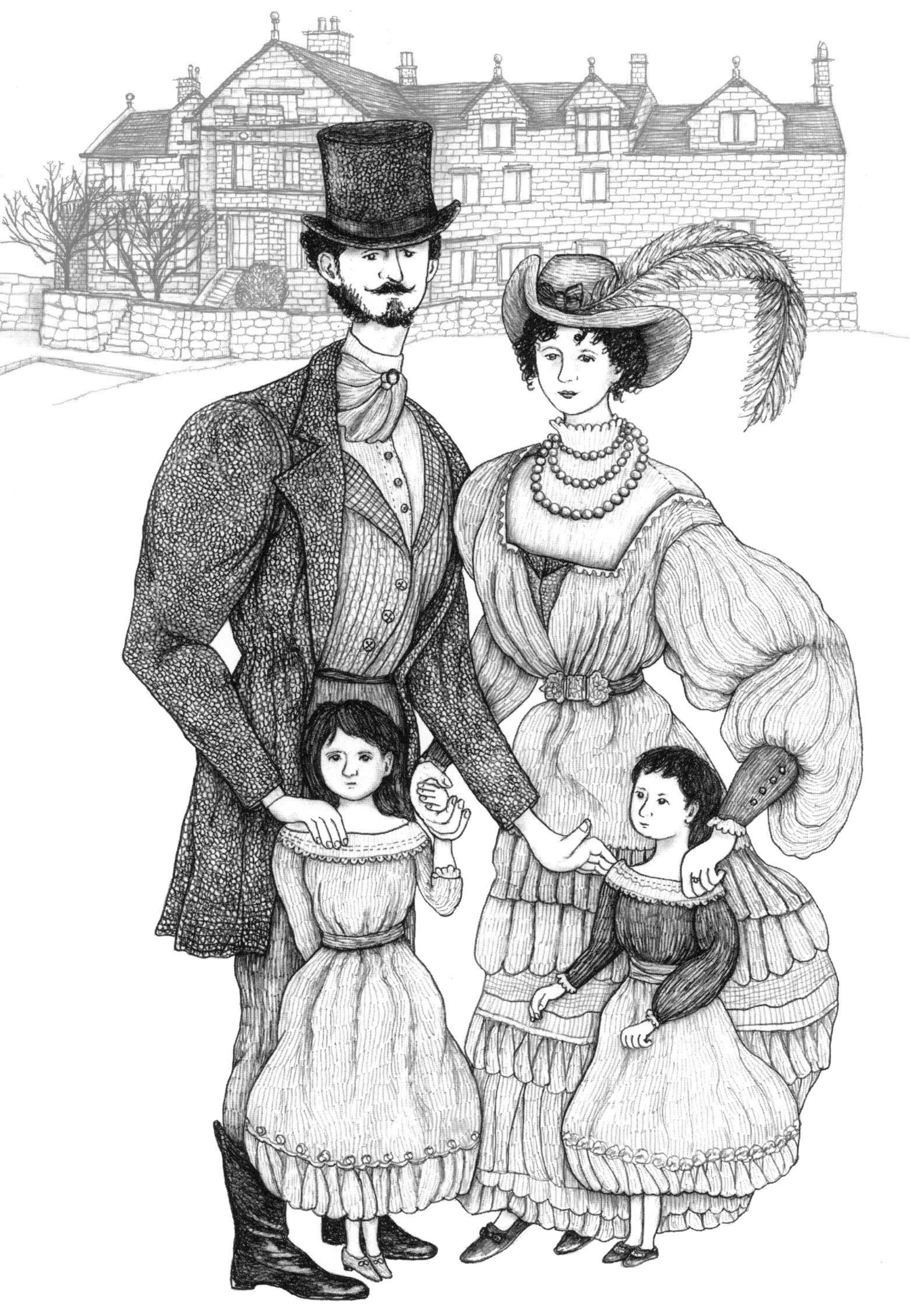

にはシャクナゲの花がカーンとゆれている。しかも近所には、各派の教会やイングランドの名士たちの家がズラッとならぶ。社交には絶好の場だ。ファニー、満足。すずしいので、夏だけ避暑地としてリー・ハースト荘をつかい、あとはこのエンブリイ荘ですごした。最高だ。

しかしお母さんのわがままっぷりもすごいけど、躊躇もなくバシバシ家を購入してしまうお父さんもやばい。わたしなどは毎日、コンビニにいってては本物のビールを一本買うのか、発泡酒を二本買うのかで迷ってしまい、その日の気分と体調におうじて苦渋の決断をくだす。いや、決断できなくて、血迷ってワンカップ大関を買ってしまうことだってあるのだ。うまいんだけどね。

貧乏人はいつもあたまをフル回転させ、選択と決断をくりかえさなくてはならない。しかしナイチンゲール家はちがう。あれか、これかと迷う必要なんてない。おもいついたら、ぜんぶ買う。つかわなければそれでよい。小ゼニはゼニじゃない。ぜんぶドブに捨てちまえ。なにがいいたいのか。カネもちは選択しない。

動物好きのひとみしり

それからしばらくして、ウィリアムは狩りや釣りに興じるようになった。貧乏な子どもたちのために無料の学校をひらいたり、ヒマをみつけては地元の政治集会にも足をはこぶ。ファニーのねがいどおり、地方貴族らしい身振りをするようになったのだ。

われらがフローの脳裏にもそんなお父さんの姿がきざみこまれた。近所の人たちに、お父さんはどうしているのとたずねられると、きまってこうこたえていたという。お父さまはキツネ狩りにでかけました。

じゃあ、幼いころのフローはどんな子だったのか。動物好きだ。えっ、キツネは殺していいのとおもうひともいるかもしれないが、ここは目をつぶってほしい。仔馬にのってパッカパカ。毎日、野原をかけめぐる。

小鳥が好き。ピイピイピイ、ピイピイピイ。まるで天使がその歌声で、わたしたちに語りかけているかのようだ。森に遊びにいって、死んでいる小鳥をみつけると、国葬ごっこというのだろうか。まるで女王でも弔うかのように、丁重に葬式をあげた。小鳥はえらいのだ。

ネコ好きとしても知られていて、終生、家にはネコを何匹もかっていたという。ニャア。ネコ好きにわるいひとはいない。それからもうひとつ、のちの看護師フローには伝説のエピソードがある。牧羊犬のキャプテンを救ったはなしだ。

かしこい頭脳をもち、いつも元気いっぱいに羊たちをおいたててくれるキャプテンが、ある日、ケガをしてぶったおれていた。キャ、キャプテン！フローはいてもたってもいられない。とにかく傷口をきれいにしなければ。でも汚い水をそのままかけるわけにはいかない。ぐつぐつと煮沸したあとで、それをキャプテンにぶっかけた。ギャア。がんばれ、キャプテン。あとは添え木をしてバッチグーだ。みんなにホメられた。ヘッヘッヘ。こんなのあたりまえですよ。うれしい。

あとはもう上流階級の子どものたしなみだ。八月には親戚がもっている別荘に遊びにいく。南方にあるワイト島だ。美しいビーチ。ヨットと水泳をたのしんだ。自然もゆたかで、森にいって野生動物とたわむれる。クリスマスにはまたべつの親戚の家へ。ジングルベル、ジングルベル。みんなで舞踏会をたのしんだ。


それなら、天真爛漫なおてんば娘というかんじだったのか。ぜんぜんちがう。むしろ極度のひとみしりで、知らない子どもがくるとキンチョーしてしゃべれない。それによほどじゃないかぎり、他人と距離をとってしまう。壁をつくってしまうのだ。そのかわり、わたしのことをわかってくれるとおもうと、もうぞっこんだ。好き、好き、好き。それでいて、やっぱりこのひとは自分のことを理解していないとおもうと、そのおもいが猛烈な憎悪にかわる。さいしょはメイおばさんだ。

メイおばさんはお父さん、ウィリアムの妹。フローはこのやさしいおばちゃんにめっちゃなついていた。まもなくメイおばさんは母、ファニーの弟と結婚するのだが、そのときはわたしのおばちゃんがとられたといって、泣きわめいたという。でもおばちゃんに息子ができると、かわいくてかわいくて、まるで弟みたいにめんどうをみた。ショアちゃん。ナイチンゲールの遺産をつぐものだ。

じつはナイチンゲール家。大叔父の遺言で、ウィリアムに男子ができなかった場合には、妹、メイの息子に遺産をつがせろといわれていた。それがショアちゃんだ。さいわい、ここの親類はみんな異様に仲がよかったので、遺産相続ではもめなかった。フローからしても、ショアちゃんは弟みたいなものなのだ。

はなしをもどすと、このメイおばさん、大人になってからもフローのよき理解者として登場してくる。そしてよくもわるくもそのはげしい感情にあたられてしまうのだが、それは追々にしよう。まずはおみしりおきください。

メアリー・ショア・スミス（一七九八～一八八九）……おば（メイおばさん）

わたしのなかには得体のしれない怪物がいる

ひとの好きキライがはげしいフロー。そんなかの女にとって苦痛でしかたなかったのが、親類同士の手紙のやりとりだった。

母がいう。一族の結束をかためましょう。身内同士でたすけあって、家のさらなる繁栄をはかるのです。そのために、興味のない相手にもムダに手紙を書かなくてはならない。ハロー、お元気ですか。

ほんとうに好きかどうかではない。仲のよいそぶりをみせるのだ。中身よりも外見がだいじ。ああ、世間体。ああ、くだらない。なぜこんな不毛なやりとりをしなければならないのか。ウソッパチの人生。とりつくろって親しげな文章を書けば書くほど自分をみうしなっていく。幼いフローが母親に距離をかんじはじめた。

そんな自分もふくめてだろうか。フローはのちにこう回想している。「自分はまるで怪物のような得体の知れないところがある人間」だった。[1] たとえば食事のとき、ナイフやフォークをもっているこの手がなにをしでかすかわからない。

ウサギや羊の肉じゃなく、ついまちがって人間の肉を切り裂いてしまうかもしれない。だからみんなとおなじテーブルをかこんで食事をしたくなかった。わたしはわたしの身体をコントロールできない。なにかおかしいだろうか。近代的な個人のありかたからすれば、おかしいのだろう。

一七世紀、哲学者のデカルトは「われおもうゆえにわれあり」といっていた。[2] ぼくらが科学的だとおもっている思考に根拠はあるのか。ぜんぶ疑わしい。だけど疑わしいとおもっているこのわたしだけはたしかであると。

ここからなにをするにしても、考えるわたし、精神や心がだいじだといわれるようになった。精神という主体があって、物質を客体としてとらえる。物質には精神がやどっていないから支配してもよい。人間の心と身体もおなじことだ。考えるわたしが、ただのモノである肉体をコントロールしている。どれだけうまくできるのか。それが近代的な個人であり、人間なのだといわれるようになった。

近代的な個人……考えるわたし／モノ　精神／物質　心／体　主体／客体

フローにはそれができなかった。あたまじゃわかっているのにできないのだ。好きでもない相手に、とりあえず笑顔。テーブルをかこんで食事をして、どうでもいいようなおしゃべりをする。そうしなきゃいけないとお母さんにいわれているのに、体がいうことをきかないのだ。この手が勝手にうごきだす。なにをしでかすかわからない。コントロールできない。怪物だよ。もうがまんできない。

たぶん、これはとりたてておかしなことじゃない。たとえば、ついさいきんのことだ。わたしがスーパーで買い物をしてかえってきたら、野良ネコがニャアとさけびながら、道路をかけてきた。エサをよこせといっているのだ。

するとそこに猛スピードの車。ああ、ネコさん。ダメだとおもってもとびだしてしまう。間一髪で車がとまってくれたが、マジで死ぬかとおもったよ。なにがいいたいのか。そのくらい、「考える

1……セシル・ウーダム・スミス『フロレンス・ナイチンゲールの生涯（上）』（武山満智子、小南吉彦訳、現代社、一九八一年）一一頁。
2……このデカルトのくだりについては、村澤真保呂「神秘主義が照らす現代世界」（『福音と世界』二〇二〇年一月号）を参考にしている。

わたし」なんてもろいということだ。死にたくない。

わたしの意思をとびこえて、おのずから発するかのように体が勝手にうごいてしまう。わたしはわたしを制御できない。むしろ自分を制御して合理的に生きることばかりをもとめられるこの社会。フローの場合は、家のための自己制御だ。そんなわたしを突破して、いうこときかない力が爆発。根拠なき生がめざめてしまう。アナーキーの自発。ナイチンゲールはこういった。

わたしのなかには得体のしれない怪物がいる。

ある日突然、神の声が……

お母さんが嫌になってしまったフロー。だけどお父さんのことは大好きだった。勉強をおしえてくれたのもお父さん。さすがに三つも大学を出ていただけあって、めちゃくちゃいろんなことを知っていたのだ。

ちなみに当時、上流階級の子どもは学校にいかなかった。きほん家でまなぶ。ナイチンゲール家にも、女性の家庭教師がたくさん住みこんでいた。とくにフローが七歳のとき、お世話になったのがフランス人のクリスティ先生。きびしいひとで、サボると罰として暗室に閉じこめられた。こわい。

もうがまんできないと、姉のパースは逃げだしていく。だけど真剣におしえてくれたので、おかげでフローは勉強好きになった。クリスティ先生は、かしこい自立した女性。あこがれだ。もっとおそわりたい。そうおもっていたのだけど、結婚がきまってパッといなくなってしまった。あんなにかしこいのに、家庭にはいって夫のめんどうをみるだけの人生をあゆむのだ。女は自分の人生を自分ではあゆめないのか。くそ。

それでもめげずに勉学にはげむフロー。もう並みの家庭教師ではたちうちできない。ならばといって、お父さんのウィリアムが教育にのりだした。フロー、一二歳のときだ。おしえてもらったのは、ギリシア語、ラテン語、ドイツ語、フランス語、イタリア語、歴史、哲学、政治学、法律学、経済学、そして数学だ。もはや大学である。ギリシア語でホメロスの叙事詩をよみ、イタリア語では詩人タッソー。プラトンをこよなく愛し、数学が得意で、のちに統計学まで手をのばしていく。

あまりにむずかしいので、姉のパースはお父さんがくると逃げだしていく。だって当時、女性はまなんでもフランス語くらい。あとはダンスができれば、社交界でなんとかなるのだ。プラスアルファで、刺繡でもできるようになっておけばいいだろう。お母さんのファニーが刺繡をおしえてくれた。パースは夢中。でもフローはヘキエキだ。こんな時間があるならば、もっとちがう勉強がしたいのに。なにが女のたしなみだよ。

なんでも知っているお父さん。尊敬だ。フローはますます好きになった。一四歳のとき、そんなお父さんが選挙に出馬。おれが政治を変えてやるといって、議員に立候補したのだ。キャア。あのお父さまがお国をつかさどるのです。なんてすばらしいことでしょう。一族の誇りなのです。家族みんなでわきたつた。母、ファニーにとっては念願かなったりだろう。華麗なる一族だ。

しかしウィリアム。この選挙で落選してしまう。地元の名士たちをカネで買収しなきゃいけなかったのに、高潔すぎてできなかったのだ。ああ、オレはなんてダメなんだ。そもそも政治の世界なんて興味がなかったのに。どうして地位だの、名声だのに目がくらんでしまったのだろうか。ファニーだ。あいつに煽られたからだ。もうだれにもたぶらかされない。以後、ウィリアムはひきこもりがちになった。と、父ちゃん！

かんぜんに野心をうしなったウィリアムにファニーは失望。だがまだだ、まだ終わっちゃいない。わたしにはかわいい娘たちがいる。この子たちが社交界の花形になって、立派な紳士たちをよりどりみどり。ものすごい名家にとつぐのをみてみたい。この子たちがもっともっと家を輝かせてくれるのだ。

ファニーの情熱がすべて娘たちにそそがれる。だがそのためには、いまのエンブリイ荘では不十分だ。どえらい貴族がきてもはずかしくない屋敷にしたい。改築しよう。そういうと、ウィリアムもまんざらではない。やる気満々だ。だって設計は趣味だもの。外観をゴチック風にして、テラスにはムダにスフィンクスの像をかざる。豪華だね。とはいえ、工事には時間がかかる。

せっかくだからそのあいだだけでも、また家族でヨーロッパ旅行でもしようか。これにはファニーも大賛成。年ごろの娘たちを社交界デビューさせるには、ぜっこうの機会だ。みんなのよりよい将来がまっている。どれだけ華やかな舞台がまっているのか。パースもフローも未知の世界にワクワクだ。さっそく旅行の準備にとりかかった。そんなさなかのことである。ふとそのときがやってきた。

とつぜん、きこえるはずのない声がきこえてくる。フロー、一六歳。日記にはこうしるされている。

一八三七年二月七日、神は私に語りかけられ、神に仕えよと命じられた。[3]

ある日、とつぜん神はやってくる。神の啓示をきいたのだ。神秘体験だよ。フローは人生で四度、神の声をきいている。だけど、この一度目が決定的にだいじだったのだとおもう。なにせ、これ以降は看護の仕事をはじめたときや、クリミア戦争に従軍するまえ、盟友のハーバートが死んだときなど、人生の転機だったりするのだが、この一度目だけはまったくちがうのだ。

なにか大きなできごとがあったわけではない。とくに挫折も成功もない。なんの脈絡もなく神にしゃべりかけられ、わたしに仕えよといわれているのだ。しかもなにをすればよいのかもわからない。ムチャだよ。なのに、なんの違和感もなくそのことばをうけいれてしまう。選択の余地などない。だって、そうするものだもの。神のしもべとなりて行動せよ。レッツ・ゴー。

3……セシル・ウーダム・スミス『フロレンス・ナイチンゲールの生涯（上）』（武山満智子、小南吉彦訳、現代社、一九八一年）二三頁。

カルトじゃねえよ、神秘だよ

しかしこの信仰はいったいなんなのか。キリスト教神秘主義。どこか特定の宗派でまなんでそうなったのではない。フローは両親とおなじくイギリス国教会に所属。その教えをうけてそだったのだが、ただ形式的に教会にかようだけで、あまり信仰らしい信仰をかんじられなかった。後年、ローマの修道院にひかれ、カトリックに改宗しようとするのだが、そのときはむこうから断られてしまう。

どうもローマの修道士たちが古い建物をゆびさして、あれはイエスが空をとんではこんできてくれたんですよ、奇跡なんですよといっているのをきいて、カルトかよとおもってしまったらしい。そういう態度がゆるされなかったのだ。

だから宗派がどうこうではない。むしろ教会の権威なんてクソくらえ。みずから聖書をひらき、みずから解説書をむさぼりよんで、結果としてたどりついたのが神秘主義だ。カルトじゃねえよ、神秘だよ。

じゃあ、神秘主義とはなにか。人間が神やその摂理、宇宙のことわりそのものを直接体験しようとすることだ。ひとことでいえば、神との合一。ぼくら人間は有限でしかなく、なにをするにもかぎりがある。ちっぽけなわたし。そんな自分を離脱して、この世界のすべて、無限な存在である神にむかってとびこんでいく。それが脱自、エクスタシーだ。きみは宇宙をかんじているか。

どうだろう。ここまでで、なんかヤバいはなしになってきたぞとおもったひとはいないだろうか。じつは本書の担当編集者、白石正明さんの反応もそうだったのだ。わたしがナイチンゲールは神秘主義者なんですよといって、夢中になってベラベラしゃべっていたら、白石さんがマジでどんびきしていた。

わたしにとってはそれが意外。身近なところに神秘主義者の友人がけっこういるからだ。それで「だって神秘主義ですよ」といったら、「だって神秘主義だから」とかえされて、おたがいに苦笑してしまった。しかしこれはいったいなんなのか。これだけケア論が注目され、自己と他者がシンクロしていくこともポジティブにうけとめられているのに、おなじことを神とのかかわりでいうとぶっとんでいるとおもわれてしまう。人間は人間としかかかわれないとでもいうのだろうか。

たぶん、ながらく神秘主義ということばが侮蔑的な意味でつかわれてきたことも大きいとおもう。「トンデモ」「イっちゃってる」というイメージだろうか。非合理的な超常現象を現実として信じきっている。ああ、奇跡だ、救済だ。それで本人が癒されるだけだったらいいのだが、わるい宗教団体にでもつけこまれたらたいへんだ。いま流行の霊感商法。だいじょうぶ、わたしはわかっているから。そういって骨の髄までしゃぶられる。ぼくの友だちは三〇万円のツボを買いました。カネかえせ。

はっきりといっておこう。そんなの神秘主義でもなんでもない。カネをはらったら奇跡をおこしてくれる神なんて、神でもなんでもないのである。ナイチンゲールいわく。祈ったらたすけてくれるというならば、そんな神はいらない。神は見返りをもとめない。神秘をなめるな。

近代的個人を超える人＝超人

はなしをもどそうか。なぜこんなにも神とかかわることが負のイメージでかたられるのか。根っこにあるのは、やっぱり近代的な個人なのだとおもう。さっきすこしだけデカルトのはなしをした。かれ、神は存在するといっていたけど、およそ科学的な思考で神を認識することはできないともいっていた。

ぼくら人間が認識できるのは、個々の物だけだ。それこそ世界のすべてである神を、あれかこれかといえてしまったらおかしいだろう。だいたい、主体であるわたしがまわりのものを客体として、対象として、モノとして把握するのだ。神をモノとみなして所有する？それはダメだろう。

ここから神は信仰の領域にあるもので、科学的思考とはきりはなして考えるべきだといわれるようになった。宗教や道徳もだいじでしょう。でもそれはあくまで信仰の問題。非合理的なものだとわかったうえで信じるのだと。

逆にいえば、近代的な個人をなりたたせるためには、人間界と神の領域をはっきりとわけなければならなかった。それなのに一九世紀にもなって、わたし、きのう神の声をきいちゃったとかいったら総スカンだろう。そんなやつはイかれているといって、なんとしても駆除しなければならない。

しかしあらためて考えてみてほしい。ぼくらが「人間」的だといっている近代的な個人は、そんなに一般的なものなのか。まわりのだれかとかかわりをもつとき、相手をモノとみなしているのだろうか。奴隷じゃあるまいし、友だちにおまえはモノだといったらぶん殴られるはずだ。

友だちとおしゃべりをする。どっちがどっちのはなしをしているのかわからなくなってくる。相手のおもしろいはなしをうなずきながらきいているうちに、あたかも自分がしゃべったかのようにおもいはじめる。オレ、いいこといってんな。

というかディベートでもしていないかぎり、これはオレの意見だ、ここからはおまえの意見だとはっきりさせることはないだろう。おしゃべりはモノじゃない。自分も他人もない。その感覚があまりにここちよくて、やめられない、とまらない。二時間、三時間。それがあたりまえの会話なのだ。

あるいは、さっきもいったけど、たいがいひとは自分で自分を制御できない。お母さんにやれといわれて、そうしたほうがよいとあたまではわかっているのに、身体がいうことをきかない。車にひかれて死ぬとわかっていても、ネコを救いに道路にとびだす。身体はモノじゃない。制御不能な力でものを考えるのだ。

スピッちゃうよ

こういってもいいだろうか。わたしたちはたいていひとりではない。個人ではない。自分の考えをしゃべっているときだって、他人とひとつになってものを考えているのだし、自分の身体をうごかしているときだって、あたまでコントロールしているはずの身体が考えてうごいている。あるいはもう、自分もネコもなくなっている。ぼくらはいつだってだれかとなにかと共にある。わたしは個人じゃない。集団なのだ。

そしたら、ぼくらは「人間」じゃないということになるのだろうか。神秘だろ。ナイチンゲールはもじどおりの神だけではなく、人間をこえたなにかにふれることを霊性（スピリチュアリティ）とよんでいる。

物質と結びつかない、人間よりも高い存在の意識によって喚起される感情をわれわれは霊的影響とよぶ。われわれが知覚するこれこそ人間性の最高の能力である。[4]

ここで霊ということばをつかうと、もうやめてくれとおもうひとがいるかもしれない。だけど、しっかりしてほしい。霊にふれたことがないひとなんて、ぜったいにいないはずだ。みんな本をよむだろう。わたしはいまナイチンゲールをよんでいる。このひと、死人だよ。よんでいるうちに、わたしが考えているのか、ナイチンゲールが考えているのかわからなくなってくる。

死人がかたりかける。霊がものを考えさせる。これを霊性とよばずになんとよべばよいのだろうか。人間よりもたかい存在によって喚起された感情。そのおもいに身をまかせられる。それが人間性の最高の能力だ。

いったんまとめるよ。ぼくら人間は霊的にものを考えている。ちょくちょく人間をこえている。人間は、人間じゃない人間だ。みんな神秘主義者だよ。ヒューマニティ！

わたしの中に何かがあらわれる

ところで、神とひとつになるってどういうことなのか。そのこたえはいまだかつてミステリー。ふざけてないよ。神秘主義とは「mysticism」の訳語。長年、神秘主義の研究にたずさわってきた鶴岡賀雄によれば、語源は古代ギリシア語の「muo」である。[5] 目や口を閉じるという意味なのだが、直接的には密儀宗教に入信させるという意味の「mueo」に由来するという。

4……ナイチンゲール「思索への示唆」『ナイチンゲール著作集 第三巻』（薄井坦子他訳、現代社、一九七七年）一九三頁。

5……鶴岡賀雄「神秘主義の系譜と可能性」（『福音と世界』二〇二〇年一月号）。

アポロンやゼウスをあがめていた公の宗教ではなく、もっと謎めいた秘密の宗教に人びとをみちびく。この宗教の秘儀が「mysterion」とよばれるようになった。英語でいう「mystery」だ。これがキリスト教にもうけつがれる。神の知恵は、この世ならざる隠された知恵だ。目にみえない、耳にきこえない、心におもわれることもなかったような、なにかだ。深い、深すぎる。それにふれることが古代ギリシアの秘儀にかさねられた。いくら手をのばしても決してとどかない大いなる謎。その謎を謎のままでたたえよう。ようするに、神の秘密にふれようとするのが神秘主義だ。だから神を経験するとは、大いなる謎にふれるということだ。神は人知でははかりしれない。あれかこれかと、どんなにことばをつくしても理解はできない。それ自体で完全なのに、ことばを足したらすぐれたものになって、ひいたら劣ったものになるのではおかしいだろう。あれでもなく、これでもなく。神は識別不可能なのだ。

逆に、わたしは神とひとつになったといって、神を名のり、自分本位の世界観をかたりだしてもダメなのだ。神をわがものにする？ なんでもありだ。救われたければ、われにしたがえ。他人に自分ルールをおしつける。いっけんすると、近代的な個人のありかたを逸脱しているかのようにおもえるが、そうじゃない。認識できないはずの神までも客体とみなして把握してしまう。自分のモノとみなして所有するのだ。ムチャクチャな主体がたちあがる。超がつくほどの個人主義なのだ。はなしがもどってしまうけど、たぶん神秘主義がトンデモだとおもわれる理由のひとつには、スピリチュアルでイっちゃっている人たちが、ひとりよがりな世界観に酔いしれているというイメージがあるのだろう。だけどそれは神秘主義ではない。むしろ近代的思考の極みなのだ。
ナイチンゲールは神についてこういっている。

石鹸の泡は、神の御心（みこころ）の一つの象徴なのです。私たちがそのなかに手を突き込もうとして手荒に扱うと、泡はたちまち破れて散って消えてしまいます。ですから私は、世の事物のなかに自分の手を突き込むようなことは、なるべく避けるように努めています。[6]

神は石けんの泡みたいなものだ。やさしく手をあわせていれば、ふとかんじることはできるけれども、それをわがものにしたくて、強引に手をつっこんだら消えてしまう。神は繊細なのだ。
もういちど問いたい。神との合一とはなにか。それは大いなる謎にふれるということだ。神の秘密にやさしく手をあわせるということだ。わがものではない。だれのものでもない。認識することも、理解することもできない。これが神だという神は神じゃない。かんじてくれ、かんじてくれ。神はなるものじゃなく、かんじるものだ。わたしのなかに識別不可能ななにかがあらわれる。こいよ。わけのわからぬものに変化していきたい。

6……リン・マクドナルド『実像のナイチンゲール』（金井一薫監訳、島田将夫、小南吉彦訳、現代社、二〇一五年）七二頁から引用した。

神秘主義はノーフューチャー

それなら神をかんじるってどういうことなのか。われらがナイチンゲール、フローは啓示をうけた。はっきりと神のことばをきいた。なんの脈絡もなく、なにをするのかもわからないのに、神への従順をちかった。がんばらなくっちゃ。そうすべきだと確信してしまった。だって、そのときがきたのだから。そのあたりがヒントになるのではないかとおもう。

のちにフローは啓示をうけた瞬間をこんなふうにいっている。

《時》は、あるがままの人間と、神とひとつになった人間との間に起こるすべてである。[7]

神とひとつになる。それは《時》をかんじるということだ。ぼくらがふだんあたりまえだとおもっている時間ではない。よりよい将来にむかって。そんな直線的な時間ではない。ナイチンゲールにそくしていえば、名家にとつぐために、いまは我慢だといわれるような時間ではないのである。やりたくもない刺繍をやらされ、のちに看護の道をこころざしてもダメといわれる。いまが犠牲にさせられる。そればかりじゃない。将来からすれば、いまのぼくらは未熟でしかない。不完全なのだ。そしたら親でも牧師でも学校の先生でも、よりよい人生を知っている人たちに導いてもらわなければならない。おまえら命令をきけ。われわれは時間によって支配されている。だけど、神がそんな時間を生きているわけがない。よりよくなんてならない。未熟なわけがない。さっきもいったけど、いまこの場にいながらにして完全なのだ。いまないものはこのさきもない。もうすこしいうよ。神秘主義はノーフューチャー。神が将来という目的の手段になってしまったらおかしいだろう。神はなにものにも従属しないのだから。道具的な生をかなぐり捨てろ。身を益なきものにおもいなす。

だったら、それはどんな《時》なのか。ナイチンゲールは神の啓示をうけて、予期せぬことをやらかしていく自分を予言者になぞらえていた。

真の予言者は未来の永遠のなかに幻想を見る。ちょうど過去を見透す眼が過去の永遠のなかに幻想を見たように。そしてすべては同一の意思を示している。[8]

予言とは未来の永遠をかたることだ。まるで過去の永遠をみているかのように。うーん、どういうこと？　いいかたをかえてみよう。予言された未来が永遠にくりかえされるということは、永遠にくりかえされてきた過去でもあるということだ。そんなのもう過去でも未来でもない。いまを永

7……ナイチンゲール「思索への示唆」『ナイチンゲール著作集 第三巻』（薄井坦子他訳、現代社、一九七七年）一四八頁。
8……同書、一七一頁。

遠にくりかえしているのだ。

もっとあからさまないいかたをしよう。永遠は生死の時間すらとびこえる。いまがすべて、いまこのときが永遠ならば、死などたいした問題ではない。たとえ損しかしなくても、たとえ死んだとしても、だれになんといわれても、そこにとびこんでしまうのだ。なぜか。理由などない。ずっとそうしてきたのだし、未来永劫そうするものなのだから。はたらくがゆえにはたらく。死にもの狂いで、ガムシャラにはたらく。なぜという問いなしに。それが神とひとつになるということだ。神への従順なのだ。

神秘主義……神との合一、識別不可能性、永遠のいま、なぜという問いなしに

ちょっと補足しておこうか。わたしは中世ドイツの神秘主義者、エックハルトが好きでよくよんでいるのだが、かれもナイチンゲールとおなじことをいっている。神の恩寵がもたらされる。それは「時が満ちる」ときなのだと。

時間がその果てに到るとき、つまり、時間が永遠の内へと入るときである。なぜならば、そこでは一切の時間が終わりを告げ、そこには以前も以後もないからである。そこにあるものは、すべて現なるものであり、新たなるものである。かつて生起したものも、これか

ら生起するものも、あなたはここではひとつの現なる直観の内でつかむのである。ここには以前も以後もなく、一切が現在である。[9]

いっさいの時間がおわりをつげる。最後のおわり。もはや以前も以後もない。それ自体で満ちたときがおとずれる。いま、いま、いま。たえずあたらしいいまをくりかえしていく。永遠のいま。まとめよう。神との合一とはなにか。それはいまこのときに永遠をかんじることだ。汝、なすべきことをなせ。やるならいましかない。いつだっていましかない。死の恐怖すら、わたしの従順さをとめることはできない。理由なき反抗。目的なき手段。もう永遠しかないもんね。

ぼくの永遠——車をとめたら、時間がとまった

どうだろう。こういう永遠だったら感じたことはないだろうか。ぼくはあるよ。ふとおもいだすのは二〇〇七年、ドイツにいったときのことだ。このころ、わたしは二〇代後半。グローバル・ジャスティス運動に夢中になっていた。

カネと権力があれば、やりたい放題。そんな世界はクソくらえと、そんな運動がもりあがってい

9……エックハルト『エックハルト説教集』（田島照久編訳、岩波文庫、一九九〇年）一二九頁。

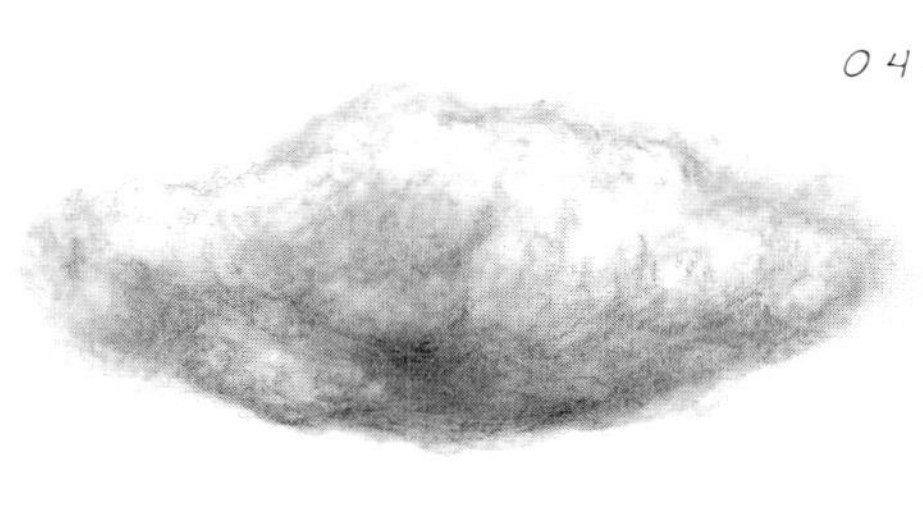

て、カネもちや権力者があつまって会合をひらくたびに、世界中から何十万ものひとがあつまって、怒りの火の玉を投げつけていた。

このときはドイツで開催されていたG８サミット。サミットとは「山頂」という意味だ。もじどおり、世界の山頂を名のる八か国のトップが一堂にかいして、自分たちのいいように世界のありかたをきめてしまう。バビロンだ。世界レベルで、超トップダウンの権力がふるわれる。やっつけるしかない。

それでドイツの抗議行動に参加してきて、帰国してからちょくちょく紹介していたのがコンセンサスの手法だった。一万五〇〇〇人がキャンプ地にあつまって、デモでなにをするのかを全員一致できめていく。直接民主制なのだ。

トップダウンの政治はクソくらえ。それを身をもってしめす。わたしはこういう会議っぽいの、めんどうくさいとおもってしまうほうなのだが、それでもこの規模でやっていたのは圧巻だった。人前にたつと、よくそのはなしをしていたのだが、ほんとうのところ自分にとってかけがえのない体験はべつにあった。隠していたわけではない。とりたててしゃべる必要もないくらい、とりとめもないはなしだったのだ。

あれはむこうにいってから何日目だったろうか。サミットを流会させるためには、閣僚たちが会合に出席できないようにしなければならない。すわりこみをして、会場までの道路を封鎖しよう。ブロッケイド。

ここをとめれば、車が会場にはいれない。そういうポイントがいくつかあった。もちろん警察もわかっているから、そこにひとがこられないように阻止線をはっていた。ならば、とめられないようにいけばいいだけだ。わたしが参加したグループは山道をこえていった。季節は夏、快晴。さながらピクニックだ。

ようやく道路にたどりつく。だけど、あれ？ あまりの田舎道で、ひとっこひとりいやしない。そこに一〇〇〇人くらいでたむろする。一時間、二時間、まてどもまてども車一台とおらない。警察もいないからバトルもない。じつはちょっと緊張していたのだ。ただすわるだけといっても、体をはって車をとめるのだ。警察にひっこぬかれて、逮捕されるくらいはあるかもしれないと。

しかしなにもおこらない。地べたにすわりこんで、友だちとおしゃべりをする。ヒマすぎて、それまであまりしゃべったことのない友だちともおしゃべり。めっちゃいいひとじゃないか。あとはひたすらタバコ。ドイツはタバコがたかかったので、うまれてはじめて手巻きタバコを買った。なんどまいてもうまくいかない。けっきょく友だちに五本、一〇本とまいてもらった。

プヒャー。他人にまいてもらったタバコは死ぬほどうまい。タバコをふかしながら空をみあげると、こんどは吸いこまれるような青空だ。きもちいい。ふとそのときのことだ。とつぜん時間がとまった。その一瞬だけがずっとつづいていて、それからの記憶がまったくない。寝ていたのか。いや、おきていたような気もする。

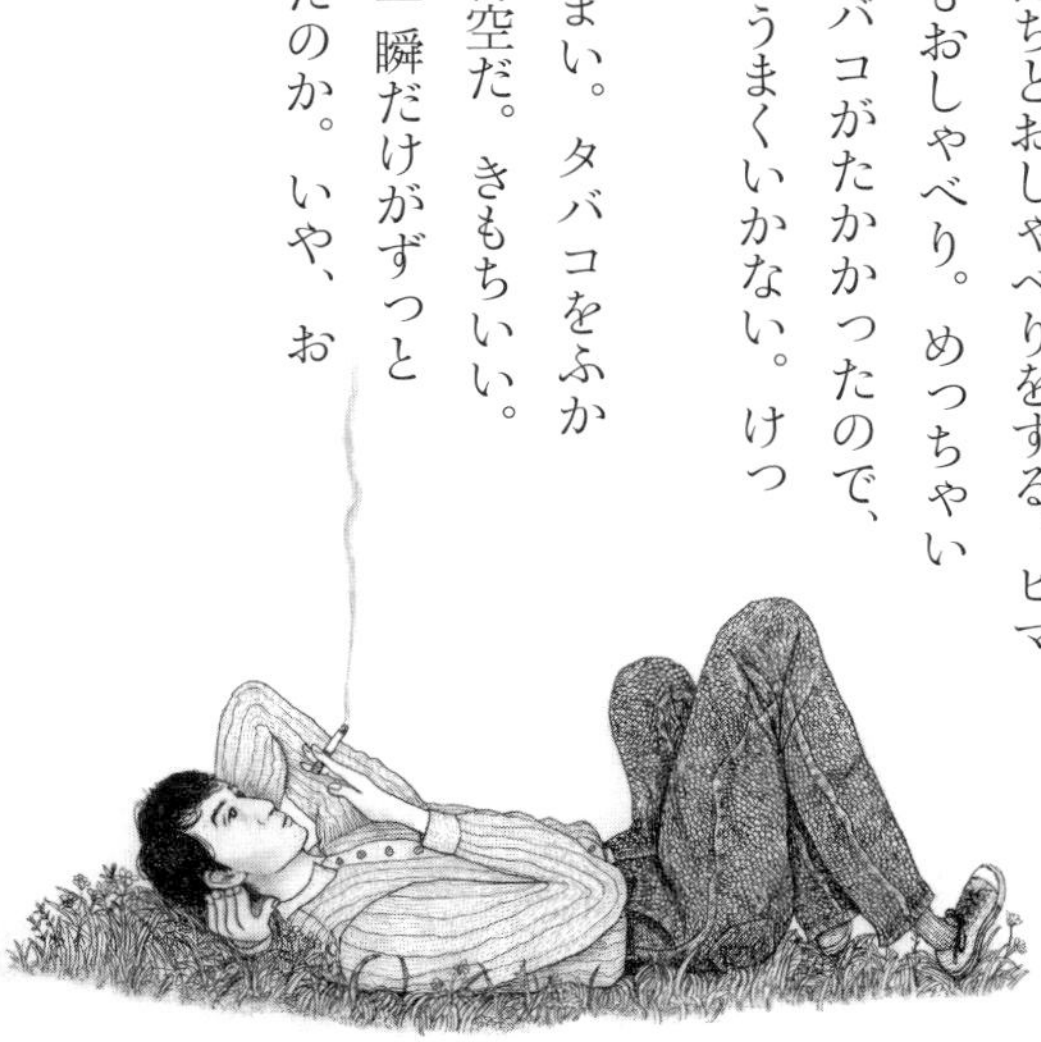

けっきょく七、八時間、なにもせずにそこにいた。意識がもどるのは夜になってからだ。気づけば、お腹ペコペコ。死にそうだ。どこからともなく友だちがリンゴをゲットしてきてわけてくれた。ちっちゃいリンゴだったけど、それをみんなでガリガリとかじってわける。うまかった。と、なんのことはない。それだけのことだ。車をとめにいったら、時間をとめてしまった。おっちょこちょい。

目的がなくなる、なぜが消える、空が青い

いや、もともと目的はあったんだよ。その実現にむけてすすんでいくという将来の感覚だってあった。車をとめてサミットをとめる。いずれは、サミットそのものをなくしたい。ぼくらが腐った世界を変えるんだと。

だけど、それでおもいつめてしまうと、がぜん息苦しくなってしまう。世界を変えるためにはあしろ、こうしろ。ムダなおしゃべりをしているヒマがあったら行動しろよ。将来のために、いまが犠牲にさせられる。

だが、そんな将来はどうでもいい。目的にむかってシャカリキになり、ビンビンにはりつめていた緊張感がはじけとぶ。すべて消えた。圧倒的なヒマ。時間に穴があく。わたしのなかのなぜが消

える。時が満ちたのだ。

それはなんのまえぶれもなくやってくる。永遠のいま。友だち。おしゃべり。手巻きタバコ。煙。空。青い、ねむい。なぜいまこんなことをやっているのか。理由などない。しゃべるがゆえにしゃべるのだ。ふかすがゆえにふかすのだ。そこになんの違和感もかんじない。わたしは目的のない手段になった。

いままでもずっとそうしてきたし、これからもそうするのがあたりまえであるかのように行動している。いまこのときを永遠にくりかえしている。空の青さを知るひとよ。寝ちゃった。よし、もう一回。

この日から、わたしの人生に目的はない。将来はない。ちなみにいま、わたしは文章を書いてカネをもらっているけど、なにか職業や肩書き、アイデンティティがあってそうしているわけじゃない。その将来のために書いているのではない。

おしゃべりとおなじだ。他人の本を読んでいる。その書き手とおしゃべりしているうちに、自分が考えているのか相手が考えているのか、境界線があやふやになる。だれがしゃべっているのかわからなくなる。

もはや自分はない。気づけば、なにかに誘われるかのようにしゃべっている。書いている。筆でベラベラとしゃべりだすのだ。だれかに強制されているわけじゃない。なぜという問いなしに。書いちゃった。

時間がとまる。おしゃべり。手巻きタバコ。煙。空。青い、ねむい。予期せぬ出会いがうまれる。出会えばであうほど、自分がわけのわからぬものに変化していく。わたしのなかのだれかがしゃべる。わたしをだれかが通過していく。

わたしのなかのなぜが消える。なぜかもわからないのに、そうすることがあたりまえにおもえてしまう。いままでもこれからも、いまこのときをなんどもなんどもくりかえしていくのだ。大いなる謎を謎のままでたたえよう。自分の将来を爆破しろ。いまが最高だところがっていこうぜ。永遠はぶりかえす。

*

そろそろ、ナイチンゲール家のはなしにもどろうか。一八三七年九月八日、一家はフランスにむけて旅だっていった。神の啓示をうけた二月には準備をはじめていたはずだから、ずいぶん時間がたっている。それだけ準備に時間がかかったのだ。

やる気満々の父、ウィリアム。家の設計ばかりじゃなく、旅行のための馬車も設計した。馬六頭でひき、一〇人くらいのれる巨大馬車をつくった。馬車のなかでも食事をとりやすいように工夫がこらされ、晴れた日には外にも出られるように、屋根のうえに座席をつけた。ムチャクチャだ。ワクワク家族旅行である。

このとき姉のパースは一八歳。フローは一七歳。はてさて、二人の社交界デビューはいかに。つづきは次章にて。

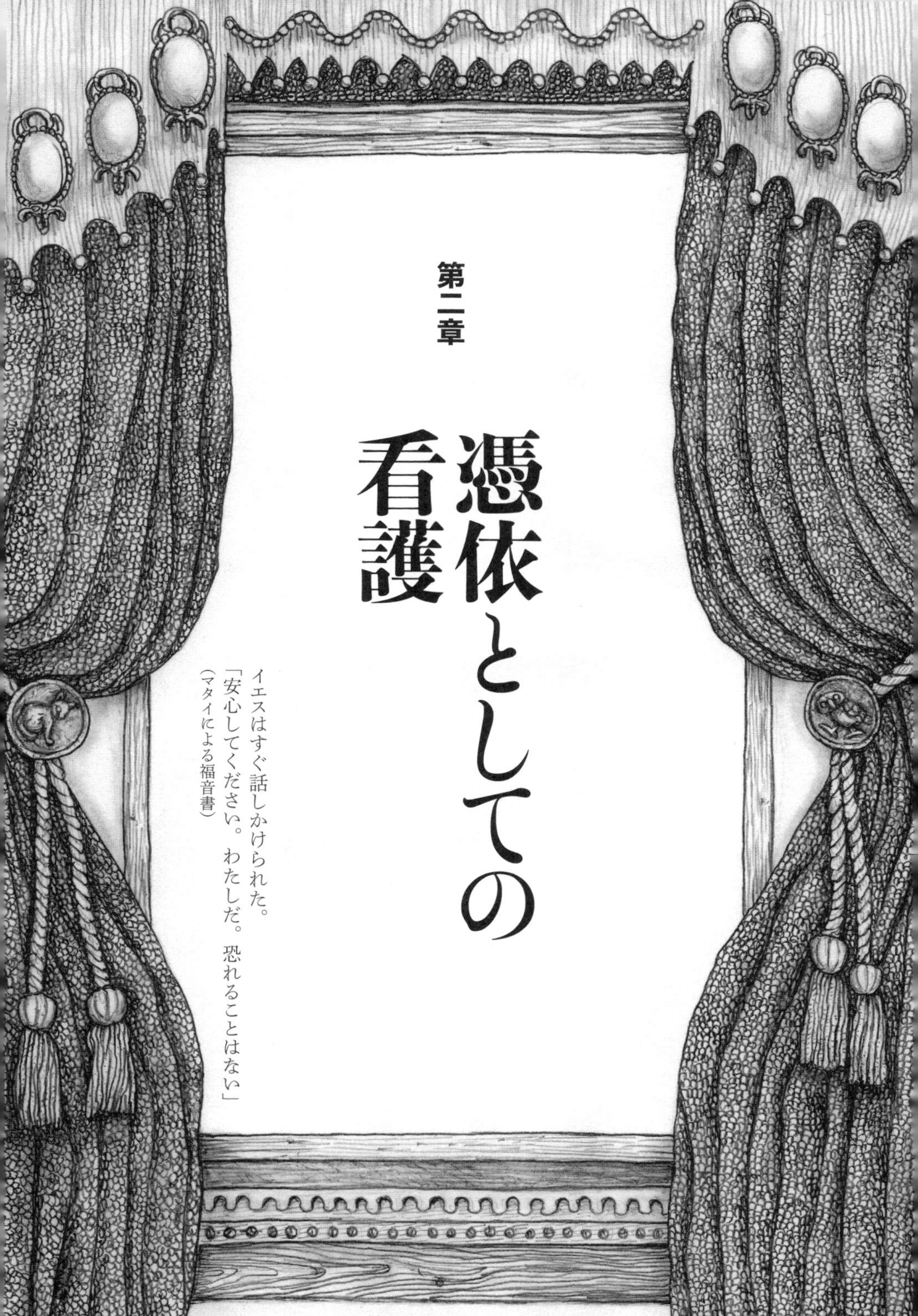

第二章

憑依としての看護

イエスはすぐ話しかけられた。

「安心してください。わたしだ。恐れることはない」

（マタイによる福音書）

ニースからフィレンツェへ

一八三七年九月、ナイチンゲール一家はヨーロッパにむけて出発した。フランス経由でイタリアにむかう。せっかくだから気候のよい南フランスをグルッとまわった。道中、すてきなホテルで地の物でもいただきたいとおもっていたが、泊まる宿がどこも汚くてベッドにはノミやシラミがわいている。飯もまずくて食えたもんじゃない。ペッペ。カネもちの口にはあわないのだ。

一二月、ニースに到着。いまでもリゾート地として有名なところだ。一年中、暖かくて南国みたい。わたしもいちどだけいったことがあるけど、とにかく街が美しかった。ご飯もおいしい。山盛りの生ガキを食べすぎて、あたって高熱を出して吐きまくった。ゲロゲロ。あの夏のおもいでだ。はなしをもどそう。当時、ここにはイギリス人街があってにぎわっていた。カネもちがバカンスにやってくる。みんな陽気にハメをはずして、パーティ・ピーポー。ここでフローとパースは社交界デビューだ。ダンス、ダンス、ダンス。

年をまたいで翌月、一家はイタリアのフィレンツェへ。フローレンス、生誕の地だ。花の都とよばれるこの街に、フローは大興奮。美術館をめぐる。どえらい建物をたくさんみる。尊い。ピアノのコンサートにも足をはこぶ。モーツァルト、好き。

オペラはもっと好きだ。毎日でもいきたいくらい。もっとみたい、もっとみたい。母親にせがんでなんどもいく。なにせカネと時間はいくらでもあるのだから。わがまま、気まま、流れるまま。だけど、いちばん熱くなったのは美術じゃない。政治だ。このころ、イタリアは軍事政権のオーストリアに委任統治されていた。街にはいまにみてろよ、コノヤローと独立の機運がたかまっている。うおお、がんばれ。

もっとイタリアのことが知りたい。みんながすすめるので、シスモンディ『中世イタリア共和国史』（一八〇七～一八一八）をよんだ。シスモンディはスイス出身の歴史学者。イタリアやフランスの歴史をかいていて、それが自由をもとめる民衆の心をとらえていた。フローもがぜん熱くなってくる。やってやるよ。

しかもこのシスモンディ、なんとお父さんの友だちだった。九月初旬、一家はシスモンディにあいにジュネーブへ。たずねていくと、すごいことになっている。家のまえには、三〇〇人ちかいホームレスの群れ。どうもシスモンディ、めっちゃいいひとで、こまっているひとをみたら、たすけずにはいられないたちだったらしい。ここにいけば食わせてもらえる。貧民救済じゃあ。

師匠、シスモンディ

ちなみにシスモンディは経済学者としても有名で、もとはアダム・スミスの解説者だった。自由放任主義だ。企業の自由競争にまかせておけば、生産力があがって国中にモノがみちあふれ、みんな豊かになる。とおもっていたが、あきらかにそうなっていない。貧富の格差がうまれている。よりおおくの貧民が、より貧しくなっていく。街中が苦しみにあえいでいる。おかしい。

それでこうおもいはじめた。経済的な豊かさは、みんなが食えるようになることを意味しない。企業がいくら安くたくさんの商品をつくっても、かならず恐慌がおきる。だって企業は競争にかちのこるために、労働者を低賃金でコキつかうのだから。あるいは競争にまけて会社ごとつぶれて全員失業だ。どっちにしても、街にはモノを買えないひとがあふれかえる。供給過剰だよ。

不況になる。会社がつぶれる。食えなくなる。それなら国家が介入して、貧民を救済すればいい。でも国がなにもしてくれないならば、この競争原理からぬけだすしかない。田舎にいこう。

それでみんなで農民になって、コミューンをつくってたすけあうのだ。地主のために耕すんじゃない。もうければもうけるほどみんな豊かになる？　そんなウソにはもうだまされない。小規模な農地でいい。自分たちの食いぶちを自分たちで確保するのだ。都会へいくな、故郷をつくれ。あたらしい村なのだ。

たぶん、このころのフローにはまだシスモンディの経済思想がピンときていなかっただろう。だって、まわりには腐るほどカネをもっている大金持ちしかいなかったのだから。しかしほんとうは産業革命をとげて、じゃんじゃんモノをつくれるようになったイギリスこそ、その典型だった。不況になれば、貧民窟に人口密集。不衛生な場所にひとがむれるほど、流行り病にひとがたおれる。国はつくりすぎたモノを売るために植民地を獲得して、市場を開拓し販路をひろげようとする。侵略戦争だ。

だけどその戦争で負傷し、免疫力の衰えた兵士たちが伝染病にかかり、帰国後、国内でパンデミック。だったらその病を根本からなくすために、いったいなにをすればよいのだろうか。のちのフローに乞うご期待。

さてシスモンディ。じっさいあってみると、はなしがうまくて魅力的。フローはたちまち虜になって、いつもシスモンディにくっついてあるいた。シスモンディもかしこいフローが気にいった。師匠！

ふたりでジュネーブを散歩しながら、イタリアの政治経済、歴史をはなしてあるく。いく先々でイタリア独立運動の担い手たちを紹介してもらう。自由をかちとれ。貧民を救え。それがわかきフローの精神に刻みこまれた。

シモンド・ド・シスモンディ（一七七三〜一八四二）……スイスの歴史学者、経済学者、師匠

だがそうこうしているうちに、ジュネーブが動乱にまきこまれる。このころ、いろいろやらかしてスイスに亡命していたルイ・ナポレオン。のちのナポレオン三世をひきわたせと、フランスが軍をうごかしたのだ。

ジュネーブの街がザワザワしはじめる。決戦の日はちかい。一家は泣く泣くパリへ避難することにきめた。さらば、ジュネーブ。さりゆくフローの目に、バリケードをはってシャカリキになっている市民のすがたが焼きついた。

ルイ・ナポレオンはクソだけど、それでもゆずっちゃいけないものがある。フリーダム。その後、一家はパリへ到着。ジュネーブもギリギリのところで軍事衝突を回避したようだ。師匠もぶじでよかったよ。

パリのパリピだよ

さて、パリにやってきたナイチンゲール一家。ここからは怒濤のパーティだ。なにせ、われらがフロー。パリ社交界の超有名人、メアリー・クラークに気にいられてしまったのだから。このとき、メアリーは四〇代。財産も権力もうしろだてもなしに、パリでのしあがったつわものだ。どうやって?

こたえ。知性、おしゃべり、風貌だ。真っ赤なチリチリの髪で、人一倍めだっていたメアリー。しゃべると貴族っぽい遠まわしな表現などいっさいつかわず、お世辞も見栄も偏見もなく、おもったことをズバズバとあけっぴろげにはなす。それがまた深い教養にうらづけられているのだ。

その知的な雰囲気に、パリのインテリたちがメロメロになった。メアリーの自宅でひらかれたサロンには貴族から司教、学者、作家、芸術家までこぞってあつまる。ほんとのおしゃべりみせてやる。パリのパリピだよ。

メアリー・クラーク(一七九三〜一八八三)……パリ社交界の有名人、クラーキー(愛称)、友だち

じゃあ、どうしてこんなすごいひとに気にいられたのか。どうもフロー、お母さんのファニーにつれられて、姉のパースとともにメアリーの家をたずねていったそうだ。お母さんとしては、この有名人に娘たちを紹介し、サロンにではいりしたいとおもっていたのだろう。虚栄心だ。きっとそれが前面に出てしまったら、メアリーは相手にせず、鼻であしらったことだろう。だけど、そうはならなかった。家をたずねたとき、たまたま子どもたちがきていて、輪になってピョンピョンとんでいた。ダンスだ。それをみたフロー。うりゃあといって、子どもたちの輪のなかにとびこみ、いっしょになって踊り狂った。スカートをまくりあげ、我をわすれてジャンプ、

ジャンプ、ジャンプ。

その姿をみていたメアリー。まわりの目なんて気にしないフローが気にいってしまった。しゃべってみれば、すさまじい教養をそなえている。いいじゃないか。それからメアリーはほとんど毎日、フローに声をかけた。好きな画家のアトリエにまねき、美術館やオペラ鑑賞。劇場や舞踏会、読書会にもつれていく。

そういえば、シャトーブリアンをご存じだろうか。当時は、無類の肉好きとして知られ、いまでは高級肉の代名詞となっている小説家だ。そんなかれの、自著をよみあげる朗読会にもつれていってもらった。きっと終わったあと、みんなでうまい肉でも食ったのだろう。いきなりステーキだ。ぼくもいきたい。

ウキウキする毎日。なにより世間体が大キライだったフローは、気どらずありのままの自分をさらけだすメアリーが大好きだった。仲良くなって、おたがいを愛称でよびあう。メアリー・クラークは「クラーキー」だ。生涯の友であり、相談相手。そして支援者になってくれたひとだ。メルシー。

それから一八か月間、一家はパリに滞在。だけど、そろそろ改築中だったエンブリイ荘ができるということで、家にもどることにきめた。一八三九年四月六日、ロンドンに到着。ただいま。フロー、一八歳だ。しかしパリがよっぽどたのしかったのだろう。このころフローはこんなふうにかいている。

神の下僕に適しい人間になるために、乗り越えなければならない第一の誘惑は、「社交界で輝き渡りたい」という誘惑であった。[10]

もはや神の啓示なんてどこへやらだ。なにがわれに仕えよ、下僕になれだよ。わたしはこのキラキラした世界をわたりあるくのだ。もっと輝け、もっときれいに、もっと華やかに。とべ、ナイチンゲール。

ロンドンでもパリピだけど……

だが、いざイギリスにもどってみると、エンブリイ荘はぜんぜん完成していなかった。母、ファニーはガッカリだ。せっかく娘たちが社交づいてきたのに。なんとかしなければ。とりあえずロンドンに滞在しよう。ファニーは姉のニコルソン夫人に声をかけて、いっしょにカールトン・ホテルのフロアをひとつ貸し切りにすることにした。まさにゴージャス。ここで毎晩、レッツ・パーティだ。

10……セシル・ウーダム・スミス『フロレンス・ナイチンゲールの生涯（上）』（武山満智子、小南吉彦訳、現代社、一九八一年）四二一-四二三頁。

いとこのマリアンヌ・ニコルソンと仲良くなった。マリアンヌは光輝くような美貌に、美しいソプラノの声。天使かよ。フローはひとみしりなのだけど、いちど好きになるともうぞっこんだ。始終、マリアンヌといっしょにすごした。

八月になってもエンブリィ荘はまだできない。もうひとつの家、リー・ハースト荘でくらした。マリアンヌとその弟、ヘンリー・ニコルソンもやってくる。ヘンリーといっしょに数学の勉強をした。このときヘンリーがフローに恋してしまう。こっちにはその気なんてないのに。ただのいとこなのだ。だけどマリアンヌのてまえ、冷たい態度をとれない。めんどうくさい。

九月、ついにエンブリィ荘へおひっこし。というか、もうまてないといって、むりやりのりこんじゃったのだ。しかしここからが地獄。お母さんがもとめているのはクラーキーのような社交ではない。カネもち、貴族、大地主。偉いひとをたくさんあつめて、うちはこんなにすごいんだというための社交である。華やかな娘たちは、親の虚栄心をみたすための道具なのだ。

毎日、美しい衣装できかざって居間にすわってほほえんでいる。編み物、刺繍、フラワーアレンジメント。ダジャレ、軽口、ムダ話。話題といったら、このせまい世界のうわさ話だ。新任の牧師さんはあんなひと、こんなひと、あらやだ、オッホッホ。パリでの知的な会話とはおおちがいだ。文学を語る、美を語る、永遠を語る。あのとき、わたしは世界の中心にいたはずなのに。

もうがまんできない。だったら好きなことだけをやって生きていこう。数学がやりたい。母親にいうと、激怒される。家のことをおろそかにするなんて、ゆるさない。とにかくお客様のまえで行儀よくして、あたりさわりのないことをいって、笑顔をみせろというのだ。日中は母親の目が光っていてなにもできない。

ならばと深夜、ムクっとおきる。自室でひとりこっそりと本をひらく。数学、たのしい。哲学の本も最高だ。プラトンが好き。ギリシア語の勉強にもいそしんだ。睡眠時間をけずって読書にふける。毎晩、毎晩。どんどん体力がけずられていく。意識がもうろうとしていく。起きているのか、寝ているのか。夢をみながら現実をあるく。それが二〇歳前後のナイチンゲールだ。

すてきな出会い

しかしお母さんにいわれて嫌々やっていた社交が、ひょんなことからフローの人生をきりひらいていく。なんだかんだいってパーティにいけば、おもわぬ出会いがあるものだ。まずは一八四二年五月、知人宅の晩餐会に参加したときのことだ。大好きなひとに出会っている。リチャード・モンクトン・ミルンズだ。

このとき、ミルンズは三三歳。これぞ貴公子というくらいマジの貴公子だ。イケメンですね。ナイチンゲール家とおなじくスーパー・ハイパー・カネもちで、詩人にして新進気鋭の政治家。さらに人柄もよくて、友だちは悩みごとがあると、だいたいミルンズのところにいってはなしをきいてもらっていたという。

やさしかったのは友だちにたいしてばかりじゃない。慈善事業にも熱心で、とくに子どもたちのために奔走していた。まだ「少年犯罪」という概念が一般化していなかった時代。警察につかまると、大人とおなじ刑務所にいれられていた。

だけど、それじゃ子どもたちが更生の機会をうしなってしまう。大人とわけて教育するべきだといって、少年鑑別所をつくる運動にとりくんでいた。そのための資金援助もする。いいひとだ。

晩餐会で紹介されて、親しくなったフロー。いっしょに少年たちの更生施設にもつれていってもらった。いってみるとミルンズが、どんなワルガキにもわけへだてなく接している。どえらい貴族とはなすのと、そこいらのゴロツキとはなすのに、いったいなんのちがいがあるのだろう。ミルンズ、好き。

ミルンズもフローに好意をいだいていた。好きです、好きです、心から、愛していますよと。それからミルンズは、ちょくちょくフローをたずねてくるようになった。結婚を前提にした交際だ。

リチャード・モンクトン・ミルンズ（一八〇九～一八八五）……詩人、政治家、大好きなひと

このミルンズとのつきあいから、あらたな師匠との出会いがうまれる。前年度から、ドイツの駐英大使として赴任してきたブンゼン男爵だ。ブンゼンは学者としても有名なひとで、当時としてはめずらしいエジプト学をやっていたり、正統異端をとわず、神学者の聖書解釈にもくわしかった。

なんかすごいのがやってきたぞと、イギリス中の知識人たちがかれの屋敷にあつまってくる。

ブンゼン男爵（一七九一〜一八六〇）……ドイツの外交官、学者、第二の師匠

とうぜん、フローもあいたくてしかたがない。そしたらミルンズが知りあいだというので、おねがいして屋敷につれていってもらった。やったぜ。このブンゼンさん、とにかく博学なひとで、はなせばはなすほど、フローの知的欲求をバシバシとみたしてくれる。もっと知りたい、もっと知りたい。

どんどん成長していくフローのすがたにブンゼンもほれこんだ。とくに神秘主義に関心をしめしていたので、ブンゼンはふたりの思想家を紹介した。ひとりは第一章でもふれた中世ドイツの神秘主義者、エックハルト。もうひとりが一六世紀、イタリアで異端者として火あぶりにされたジョルダーノ・ブルーノだ。[11]

いくつか本を貸してもらって、自室にこもってむさぼりよむ。ヤバい、おもしろい。これがフローの神秘主義思想にかたちをあたえた。すでにエックハルトにはふれたので、ここではかんたんにブルーノを紹介しておこう。

11……ブルーノ『無限、宇宙および諸世界について』（清水純一訳、岩波文庫、一九八二年）。また、ナイチンゲールへの影響については、徳永哲「１８４０−５０年代におけるナイチンゲールの看護哲学と近代看護の形成」（『日本赤十字九州国際看護大学紀要（一〇巻）』二〇一一年一二月二八日）を参考にした。

なにかを中心にしてものを考えるのはもうやめよう

よく知られているのは、かれ独自の宇宙論だ。ブルーノは神学者でありながら、いちはやくコペルニクスの地動説を支持したひとである。キリスト教の絶対真理とされていた天動説をまるっと否定したのだ。

あっ、天動説というのは宇宙の中心は地球だというものだ。地球を軸にして、太陽や星、天体がまわっている。それがなんとなく神を頂点にしたキリスト教の世界観とむすびついていたのだ。この世界は神を中心にまわっている。その神が特別につくってくれた地球を中心にまわっている。そのなかでも特別につくられた人間を中心にまわっている。だったら、その神のおしえを知っている教会にしたがえば、つねに秩序はまもられるでしょうと。中心を崇めろ、命令にしたがえ。それが世界の支配原理だ。

これにたいして、コペルニクスはこういった。宇宙の中心は地球じゃない、太陽だ。われわれは太陽のまわりをグルグルとまわる、ひとつの物体にすぎないのだと。地動説だ。ブルーノはこれを支持。

だけど、まだものたりないという。太陽が中心になっただけだからだ。けっきょく中心はのこってしまう。太陽があたらしい神で、それを軸に世界がまわる。まえとおなじことを太陽ベースでいっているだけのことだ。不徹底。

ブルーノはこういった。宇宙は無限のひろがりである。そこには中心もなにもない。ぜんぶ末端だ。天動説では、地球だけは特別な物質でできていることになっているけど、そんなはずはない。この宇宙の物質はすべて目にみえない粒子の組み合わせでできている。あとはそれがくっついたりはなれたり、その無限のくりかえしだ。太陽もそのとりまきである地球も、宇宙を構成するちっぽけな塵にほかならない。

ブルーノはこれを神にかさねている。神はこの宇宙のすべてである。およそ人知では計りしれない、無限のひろがりだ。それは無数の粒子の無限のはたらきそのものでもある。いいかたをかえれば、あらゆる微細なものに神がやどっているのだ。神はいつでもどこでも、いまここにある。いいかえよう。この世界に中心はない。教会はいらない。権威はいらない。支配はいらない。アナーキー。それがブルーノの神学だ。そりゃ、処刑されるよね。

でも、この思想がフローの身体にたたきこまれた。たとえ異端者として罰せられても、それで殺されてもかまわない。偉いひと？　絶対真理？　なにかを中心にして、ものを考えるのはもうやめよう。おまえはおまえの神を踊っているか。

人民のなかへ

ところで一八四〇年代といえば、イギリスが記録的な飢饉にみまわれていたときだ。食えなくてバタバタとたおれていく貧民たち。骨と皮ばかりになって、やがて体力もなくなって病で苦しみもだえている。飢え、渇き、叫び。そんな光景をまのあたりにして、さすがのカネもちもほうってけない。救民しよう。

一八四二年の夏、ナイチンゲール一家がリー・ハースト荘に滞在していたときのことだ。お母さんのファニーがお隣のハロウェイ村にいく。ちょっとした農民小屋があって、そこで貧民に食事や薬を提供していたのだ。

お母さんは娘たちの教育になればと、フローとパースもつれていく。温かいスープと銀貨をもって、その小屋をおとずれた。こんにちは。ドアをあけると、目のまえに貧しき人びとがあらわれた。ガーン。

私の心は人びとの苦しみを想うと真っ暗になり、それが四六時中、前から後から、私に付き纏(まと)って離れない。まったく片寄った見方かもしれないが、私にはもう他のことは何も考えられない。詩人たちが謳(うた)い上げるこの世の栄光も、私にはすべて偽(いつわ)りとしか思えない。

眼に映る人びとは皆、不安や貧困や病気に蝕（むしば）まれている。[12]

ううつ、世の中にこんなに貧しい人たちがいたなんて。そのもだえ苦しんでいる姿があたまにこびりついてはなれない。そして、ふとおもったのだ。わが天命はこの惨めな人びとのなかにある。人民のなかへ。

しかしまだ具体的になにをすればよいのかわからない。おしえて、師匠。ブンゼン男爵のところにいって、この世から病と貧困をなくすためにはどうしたらいいですかとたずねてみた。いい質問だ。

こたえるブンゼン。だったら看護の道をめざしたらいいんじゃないか。そういって、ドイツのカイゼルスベルトにある看護師養成学校、ディアコネス学園を紹介したが、このときはまだピンとこなかったらしい。はにゃ？　フローは首をかしげただけだった。だいじなことはあとからわかる。

とりあえず、やれることからやってみよう。翌年七月、ふたたびリー・ハースト荘にいくと、フローはまたハロウェイ村にでかけていった。ひとりでちょくちょく農民小屋にでかけていく。医薬品がたりない。食料がたりない。寝具がたりない。衣類がたりない。お母さんにたのんで、ガンガン必要なものをもっていく。

12……セシル・ウーダム・スミス『フロレンス・ナイチンゲールの生涯（上）』（武山満智子、小南吉彦訳、現代社、一九八一年）六二頁。

だいたい、こんな不衛生な小屋じゃダメなんだよ。フローは小屋のたてなおしに着手した。ああ、神さま、仏さま、ナイチンゲールのお嬢さま。貧民たちがよろこんでいる。でもまだだ。まだなにもできちゃいない。

秋になっても、フローはハロウェイ村にかよいつづけ、救済の手をゆるめようとしない。一家がエンブリイ荘にうつろうとしても、わたしは一人でここにのこるといってきかない。救民したい、救民したい。民をおもう心がとまらない。

いいかげんにしろ。怒った母親に首根っこをつかまれて、エンブリイ荘につれていかれた。なんだよ、もとはといえばお母さんがすすめたことじゃないか。なぜ怒られるのか意味がわからない。プンプン。

わたしは看護師になる

それからはまたやりたくもない社交をやらされる。おもしろくもないのに笑顔をたもち、ムダ話をして一日をすごす。そして深夜、睡眠時間をけずって読書にふける。疲労、疲労、疲労。起きているのか、寝ているのか。それでもお母さんのいうことをきいて、社交の場に出なくちゃいけない。その疲労が限界をこえたとき、体がいうことをきかなくなってくる。とつぜんトランス状態にはいってしまうのだ。きもちいい。夢をみているのかなんなのか、意識がとんで自分だけの世界にはいってしまう。

日中、お客さんがきてもおなじことだ。むしろちゃんとしゃべらなきゃと意識すればするほど、極度の疲労にくわえて緊張の糸がはりつめる。それがプツンときれて、夢想にはいってしまうのだ。なんかベラベラとしゃべっているのだが、もうフローがしゃべっているのか、だれがしゃべっているのかわからない。ぶっとんだのだ。

あの子、どうかしちゃったんじゃないのか。親戚みんなが心配する。だいじょうぶですよといって出てきたのが、母方のおば、ハナ・ニコルソンだ。このハナおばさん、神秘主義者で、フローをみて、これは神との合一なのです、すばらしいことなのです、気分はエクスタシーですよといいはじめた。

そういわれるとフローもまんざらではなくて、おばさんはわかっているとおもってしまう。神秘主義に拍車がかかる。たしかにトランス状態になっているとき、個人の自由意志をとびこえたなにかをかんじる。

だって、ああしなきゃ、こうしなきゃと、あたまではわかっているはずなのに、体がいうことをきかないのだから。自分では自分を決定できない。もちろん他人に決定されるわけじゃない。ただ決定されちゃうのだ。だれが決めているわけでもないのに、絶対にそうしてしまう。とてつもなく大きな力に衝き動かされる。神だよ。

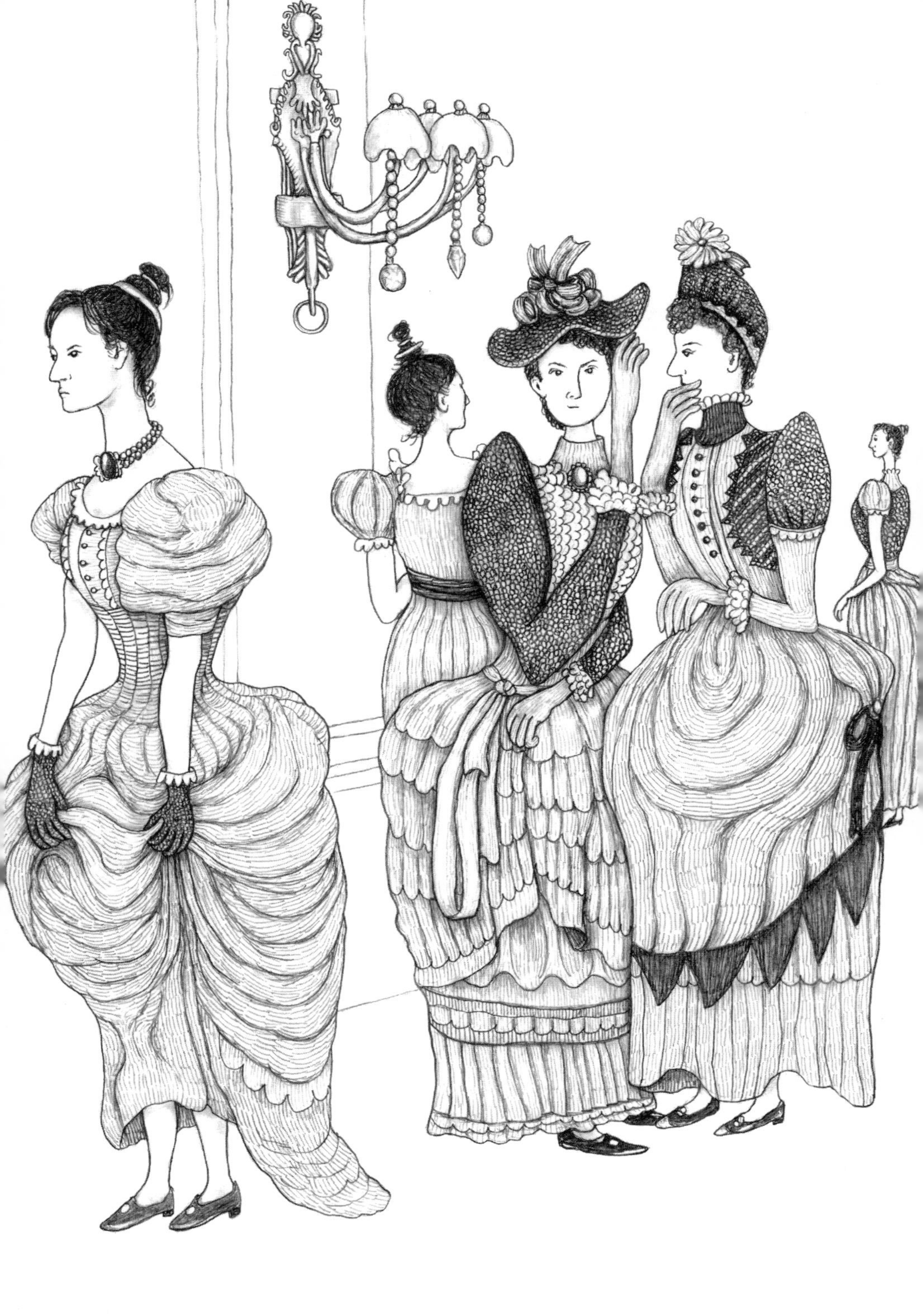

だが、それでおばさんと意気投合し、わたし、いまここに天国をかんじていますとかいっていたのだが、じつはハナおばさん、なにもわかっちゃいなかった。なにせ、おばさんはこういっていたのだから。あなたも神をかんじたのなら、いまの自分の境遇をうけいれなさい、それが神のおぼしめしなのですよ、と。

ようするに、神とは既存の道徳そのものであり、それをわたしたち一人ひとりがダイレクトにうけとめなくてはいけない、それが神との合一だといっていたのだ。ある意味、権威をふりかざす教会よりもタチがわるい。

しかし、おばさんのおもいとは裏腹に、フローはほんとうに神のおぼしめしに気づいてしまう。親のこと、将来のこど。あたまでおもいえがいてきた自分はすべてかなぐり捨てた。一八四四年春、二四歳。そのときはいつも不意にやってくる。

二四歳になってからというものは、神が私に与えられた仕事の計画や構想に関しては、一点の曇りもなくなった。[13]

わたしは看護師になる。なりたい、じゃない。なる、なのだ。天職である。なぜって？　理由な

13……セシル・ウーダム・スミス『フロレンス・ナイチンゲールの生涯（上）』（武山満智子、小南吉彦訳、現代社、一九八一年）六八頁。

とを救いだす。なんの矛盾もない。どない。だって、神に命じられたのだから。人民のなかへ。わたしは飢えと病から、あらゆる人び

フロー、決意をかためる

一八四四年六月、好機到来。なんとナイチンゲール家に、かの有名なアメリカ人医師、サミュエル・グリドリー・ハウ博士が、妻のジュリア・ウォード・ハウをつれて泊まりにきたのだ。ハウ博士は、ハーバード大学の医学部でまなんだ外科医。ギリシア独立戦争に共鳴して、いてもたってもいられず、軍にとびこみ、戦闘にくわわったというぶっとんだひとだ。帰国後は、パーキンス盲学校をたちあげて初代校長になった。視覚や聴覚に障害をもっていても、自分で生活できるように支援していたのだ。のちにヘレン・ケラーなんかも、この学校を出ている。

このハウ博士、妻のジュリアとともに奴隷廃止論者。とくにジュリアは詩人として超有名人。リパブリック賛歌の作詞者として知られている。南北戦争のとき、北軍の行進曲としてもちいられたあの曲だ。ちなみに、日本では「まあるい緑の山手線、まんなかとおるは中央線」でおなじみのあのメロディである。

そんな夫妻の来訪にフローはワクワク、ドキドキ。しかも看護師になるときめた直後である。夕食後、フローはハウ博士に声をかけた。先生、ご相談があるのですが、明日、朝食前にふたりでお

はなしすることはできないでしょうか。いいよ。

翌朝、フローが部屋をたずねる。そして、おもいつめた顔でこういうのだ。先生、イギリスのわかい女性がカトリックの修道女みたいに、病院の仕事に一生を捧げることをどうおもいますか。

ハウ博士、こたえていわく。きっとイギリスでは前例のないことなのでしょう。上流階級のレディには似つかわしくないともいわれるでしょう。だけど、わたしはあえていいます。進みなさい。それが天職だとおもうなら、いけ。心のひらめきにしたがって行動するのです。がんばれ。ありがとう、先生。

フローは決意をかためた。でもハウ博士以外は、ほかのだれにも心のうちをはなさなかった。ぜったいに反対されて、その芽をつまれてしまうからだ。それくらい、イギリスの上流階級では女性が労働するなんてありえないことだった。そんなの、食うにこまった下々の者たちがすることなのだ。カネもちははたらかない。くやしいです。

フローはまわりから心を閉ざし、どうすれば看護師になれるのか、ひとりで計画を練った。ストレスフル。しかも看護のことだけを考えていたいのに、ちょくちょく邪魔がはいるのだ。一八四五年の春。おぼえているだろうか、いとこのヘンリー・ニコルソンが求婚してきた。なんだよ、空気よめよ。おことわりだ。

だけどそれをうけて、姉のマリアンヌがぶちきれてしまう。おまえが弟を誘惑して、その気にさせたんだろうが。このアバズレが。あやまれ、あやまれ。怒濤の手紙攻撃だ。これにはフローもまいってしまう。あの大好きだったマリアンヌから、こんなひどい辱めをうけるなんて。くぅ。気がめいってなにもできない。

わたしは塵芥ほどの価値もない人間です

しかし、その年の八月のことだ。まず、父方の祖母がたおれる。祖母のまわりには看護してくれるひとがいなかったので、フローがリー・ハースト荘で看護をすることになった。ふたりきりで世話をする。すると、みるみるうちに祖母が元気になった。みんなに感謝される。ふっふっふ。

そのあとすぐに、こんどは乳母のゲール夫人がたおれてしまう。フローはありとあらゆる親切をつくして夫人の世話をした。生きてくれ、生きてくれ、でもたすからない。最期をみとった。かなしい。

そしたらこんどはエンブリイ荘からほどちかく、ウェロー村でかつてないほどの病気の大流行だ。フローは村にとびこんで、ひたすら病人の世話をした。ふたりの患者をみとる。やっぱりこの仕事はわたしの天職だ。

だけど、痛感したのはいっしょにはたらいていた看護師たちに、まったく医学の知識がないことだ。すこしでも看護の訓練をうけていれば、あのひとは死ななかったんじゃないか。このままではいけない。急ごう。

一二月、ついにフローは決起する。長年、家族ぐるみのつきあいをしていたファウラー博士とそのご家族が家にあそびにくるというのだ。ファウラー博士はエンブリイ荘からほどちかく、ソールズベリー市の病院長。じつは、フロー。家族にはだまって、この病院にかよい、先生から医療の手ほどきをうけていた。

もっと本格的に勉強したいというと、先生はきちゃいなよという。むかしからの知りあいだし、家からもちかい。ここならばさすがに両親からもオッケーが出るんじゃないか。よし、直訴じゃあ。フローは必死になってうったえた。お父さん、お母さん、わたしを三か月、たった三か月でいいから病院ではたらかせてください。看護の勉強がしたいんです。

……。

それまでのなごやかムードが一転。重い空気がたれこめた。

お母さんのファニーがわなわなと震えている。やめて！やめて！姉のパースがパニックをおこしてわめきはじめた。ファニーも怒り爆発。おまえは自分をおとしめようとしている。看護師だって!? あんな連中といっしょにいたら、卑猥なことをおぼえてしまう。どうせ、あなたは親元からはなれて外科医とはしたないことがしたいだけなんでしょう。フローはハレンチなことに心をうばわれている。

ちがうよ。病院をバカにするな。ねえ、先生。だが、先生はなにもいえない。助け船をだしてしまったら、おまえが娘をたぶらかしたのかと糾弾されかねないからだ。ならば、たすけて、お父さん。えっ、いない。場の空気にたえきれなくなったお父さん。ロンドンに逃げてしまったのだ。神足のウィリアム。父ちゃん!

トホホ。がんばって素の自分をさらしたらこれかよ。鋤で魂をえぐられた気分だ。フローはこのときの心境をこうかたっている。「私は塵芥ほどの価値もない人間です」[14]。うぅ、死にたい。身を益なきものにおもいなす。でも、だったら他人の目なんて気にしなくていいじゃないか。裸足のまんまで笑われても、裸足のまんまでたたされても、裸足のまんまで責められても、わたしはわたしを信じてやる。

クサい、汚い、はしたない?

しかしなぜお母さんはここまで拒否反応をしめしたのか。さっきもいったけど、上流階級の娘がはたらくなんてありえないというのもあっただろう。だけどそれだけじゃない。あきらかに看護師を毛嫌いしている。おぞましい、と。看護師にはそのくらい汚らしい、賤しい仕事というレッテルが貼られていたのだ。

なにより病院のイメージがそうだった。病院ときけば、だれもがおもいうかべるのがそのニオイ。いまだったら、おおくのひとが消毒液をおもいうかべるんじゃないだろうか。鼻につく独特なニオイなんだけど、なんか清潔なかんじがする。だが当時のイギリスはちがった。悪臭だ。マジでクサいんだ。

貧民街でたおれ、かつぎこまれてくる患者たち。体なんて洗わない。洗ってもあげない。そのままベッドに寝させられて、シーツが汚れても洗わずに、そのままつぎの患者が寝かされる。患者用のトイレがないところもあって、糞尿やゲロまみれになる患者もすくなくない。ベッドの綿もべっちょり湿っている。それでも交換しないのだ。

しかも部屋を暖めるために窓をしめきってしまうから、空気がこもってしまうのだ。空前絶後の異臭がたちこめる。プ～ン。掃除にきていた清掃員がクサすぎて体を壊してしまったこともあるそうだ。

看護師になるのは、だいたい元患者。ほかに身よりのない貧しい女性たちだった。きほん、病院の地下室や屋根裏にねとまりしていて、きつい肉体労働のつかれを癒すかのように、あびるように酒をくらう。

ガラのわるい患者とやりあうために、こっちもガラがわるくなっていく。患者から金品をせびりとって、そのひとにだけよくしたり、病室でネンゴロになるひともいたそうだ。

14……セシル・ウーダム・スミス『フロレンス・ナイチンゲールの生涯（上）』（武山満智子、小南吉彦訳、現代社、一九八一年）八〇頁。

すべて貧民の生きる知恵じゃないかといいたくもなるが、上流階級のお母さんにはつうじない。クサい、汚い、はしたない。酔っぱらい女たちの身の毛もよだつ最底辺労働。そううけとめられたのだ。

しかし、もともと病院がそういうところだったわけじゃない。むしろ逆だ。聖なる場所というイメージのほうがつよかった。さかのぼれば、病院の起源は初期キリスト教会[15]。まだ、はりつけにされたイエスの記憶が色濃かったころだ。せっかくなので、すこしだけ神秘主義によせて紹介してみよう。

だれもが隣人なのだ

イエスの処刑後、きびしい迫害をたえしのび、キリスト教徒たちがつるみはじめる。共同生活だ。神の子であり、神でもあるイエスをほんとうの意味で死なせてはいけない。イエスとその仲間たちがやっていたことを再現しよう。演じるのだ。

いまここにかれらがいて、ともに行動しているかのようにふるまっていく。イエスが蘇る。ここにいるのが自分たちなのか、かれらなのかわからなくなるまでその役に没入していく。わたしは神をかんじている。

具体的になにをやっていたのか。隣人愛だ。なあんだとおもったあなた。なめないでほしい。隣人愛はたいへんだよ。これは聖書学者の田川建三が強調していることなのだが、見知らぬひとと隣人を区分して、隣人をたすけるのが隣人愛ではない。[16]だって、それだとよく知らない危険な連中から身内をまもるのが、隣人愛ということになるだろう。友か敵かをはっきりさせて、敵をセンメツ。戦争と政治のロジックだ。みんなをまもるために。そういえば体裁はよいけれど、じつのところ自分の、自分たちの利益を増進させているだけのことだ。利己かよ。

隣人愛はその逆だ。だれもかれもが隣人なのだ。友か敵かの区分をとびこえて、隣人になろうとふみこんでいく。たとえそいつと敵対していて、いずれぶっ殺されることになったとしても、目のまえでたおれていたら手をさしのべるのだ。見返りはない。利益なんてない。ときにまっているのは身の破滅。それでもあなたに奉仕してしまう。政治はいらない。隣人愛は無償なのだ。

腹ペコで飢えているものがいれば、飯を食わせろ。喉がかわいていたら、水を飲ませろ。裸でふるえていたら、服を着させろ。宿がなければ、泊めてあげろ。監獄にとらわれているものがいれば、たずねていけ。病気でたおれているやつがいたら、見舞ってやろう。それをひたすら実践していく。

15……病院と看護の起源については、小玉香津子『ナイチンゲール』（清水書院、一九九九年）を参考にした。
16……田川建三『イエスという男』（第二版増補改訂、作品社、二〇〇四年）を参考にした。

キリスト教会は貧者の家であり、旅人の家であり、病人の家である。教会は病院なのだ。

ちなみに、隣人に仕えることを「ディアコネス」という。ギリシア語だ。それがやがて教会の役職名となり、司祭をささえる助祭を意味するようになった。どうも初期の教会にはフィべという女性の助祭がいて、そのひとがむちゃくちゃ熱心に病人の世話をしていたのだそうだ。ここからディアコネスといえば、病人の看護を意味するようになった。看護師の起源なのだ。

中世になると、これをカトリックの修道院がひきついでいく。訓練をうけたシスターたちが病人の世話をする。それを主な仕事とさだめた修道院もあらわれる。看護といえば、シスターだ。

そういえば、いまおもいだしたのだが、わたしも幼いころシスターに看護されたことがある。父も母も兄もでかけていて、家でひとり高熱をだして寝こんでいたときのことだ。意識もうろうとしながら、パッと目をあけると、シスターのおばあちゃんが顔をのぞいている。ええっ。でもなぜか違和感はない。おちつく。

熱をはかれといわれて、体温計ではかってみると四〇度をこえている。わたしは扁桃腺がおっきくて、いちど熱をだすとこうなのだ。だけどあまりの高熱にびっくらポンのシスター。解熱剤を飲ませてくれて、そのあとずっと水枕をつくってくれたり、タオルであたまを冷やしてくれた。わたしはそのまま寝てしまったが、母親が帰ってくるまで、面倒をみてくれていたみたいだ。ありがとう。

ちゃんといっておくと、このシスター。勝手に家にあがってきたらしい。勧誘かなにかでうちにきて、カギがあいていたのでドアをあけたら、わたしのうめき声がきこえてきたので、はいっちゃったのだ。隣人愛だね、アーメン。

はなしをもどそう。一九世紀になっても、カトリックのおおいフランスやイタリアにはシスターの伝統がのこっていた。むしろ修道院で、看護のための専門的な訓練をつんでいる。ナースの仕事は聖職なのです。

だが、イギリスはちがう。プロテスタントだからだ。修道院がつちかってきた看護の伝統がない。それでいて貧しさ、病、無償奉仕というイメージだけはのこっているのだ。それが一九世紀の資本主義社会ではどうあつかわれるか。

懲罰で無償奉仕でもさせられるのでなければ、だれもやりたがらないような仕事。そもそも病に倒れ、つかえなくなったやつらなんてムダなのだ。非生産的なものにかかわるどうでもいい仕事。なにをするにも利己的であれ。この腐った社会では、聖なる仕事が反転していく。隣人愛がコケにされる。イエスがドブに捨てられる。それがイギリスの現状だ。どうする、ナイチンゲール。

他者の感情のただなかに自己を投げ入れる

もうちょいふみこんでみようか。なぜこんなに反対されても、フローは看護師になりたかったのか。神に命じられたからだ。その神に身をささげることと看護師になることがイコールだったからだ。それなら、看護とはなにか。のちにフローは『看護覚え書』の補論でこうかいている。

わが愛する姉妹よ、教育の仕事はおそらく例外であろうが、この世の中に看護ほど無味乾燥どころかその正反対のもの、すなわち、自分自身は決して感じたことのない他人の感情のただ中へ自己を投入する能力を、これほど必要とする仕事はほかに存在しないのである。[17]

あえていえば、ケアだろうか。無味乾燥な治療ではない。医療の専門家であるわたしがずぶの素人である患者に上から命令をくだすということではない。とにかく相手によりそうのだ。自分では決して感じたことがないような他人の感情のただなかに、自分自身を投げこんでいく。それを看護とよんでいるのだ。

いわゆる賃金労働ではない。サービスの受け手と提供者がはっきりとわかれていて、もとめられたことをして報酬をもらい、お客さまがよろこんでくれて、わあ、うれしいとか、そういうことじゃない。

そんなことをいっていたら、もとめられていることしかできなくなるし、逆に患者にもとめられているといわれたら、いくらでも病院にいいようにつかわれてしまう。人手がすくなくて、どんなにハードスケジュールでも患者のためだからしかたがない、だまってはたらけと。やりがい搾取。あらゆる労働は奴隷的なのだ。

しかしフローのいっている看護はちがう。苦しんでいるひとをみたら、われしらず手をさしのべる。自他の区別をみうしなう。あなたのために、あなたのために。自分が消えてあなたに溶けこむ。憑依するのだ。

わたしひとりでは決してかんじることのないような感情をいだく。きっと、あなたのおもいそのものでもないだろう。あなた以上のあなたになってあなたをおもう。もとめられていなくてもおもいがあふれてやっちゃうのだ。おせっかいかよ。

さっきシスターのおばあちゃんのはなしをしたけど、あれもそうだ。わたしや親にたのまれて、のぞまれたことをしてくれたわけじゃない。それどころか、ひとつまちがえれば不法侵入といわれかねないのだ。

それでも、子どものうめき声をきいてしまったら、自分なんてどうでもよくなってしまう。あなたにむけて、自分を放りだしてしまうのだ。そこに自由意志はない。目的もない。だれにもとめられているわけでもないのに、なんでもしてやりたいとおもってしまうのだ。救うがゆえに救う。看護は必然なのだ。

看護……ケア、他人の感情のただなかに自己を投入、救うがゆえに救う

17……ナイチンゲール「看護覚え書」(『ナイチンゲール著作集第一巻』薄井坦子他訳、現代社、一九七五年)三六五頁。

能動・受動の外に出る

なにをいっているのか。フローの看護論はあきらかに近代的な個人のありかたをはみだしている。ちょっと第一章をおもいだしてほしい。

ふだん、わたしたちは自分で考えて、主体的に行動するのがよいことだといわれている。動作主であるわたしが、他者や事物にはたらきかけてなにかをさせる。自己利益のために、ほかのひとやモノを利用するのだ。

主体か、客体か。能動か、受動か。するのか、されるのか。まず自他の区別をはっきりさせる。自分のためになにか目的をたてて、まわりのひとやものをつかって実現していく。それがうまくできたかどうか。あるいは、そのために役にたったかどうか。それでものごとのよしあしが判断される。

フローはこの発想に中指をつきたてた。わけがなければ、看護しちゃいけないのか。役にたたなければ、たすけちゃいけないのか。おかしいよ。いつだって、この手はわたしという動作主なしでうごいてしまう。

なにがそうさせるのか。神だろ。教会権力の道具にされてしまうような神ではない。神秘主義者のいう神なのだ。神はこの世界をつくった創造主。そのほかはみんな被造物、つくられしものだ。そこまではいっしょだけど、その先に教会権力はこういうのだ。われわれは神のおしえを知っている、だから言うことをききなさいと。神の名のもとに、支配と服従の関係がうまれてしまう。命令するのか、されるのか。

ようするに、「神」がわたしたちの頭上にそびえたつ絶対的な価値であるかぎり、そこには能動と受動の関係がうまれてしまう。善か、悪か。それを統べるものと、統べられるものにわかれてしまう。

もっといえば、「神」に代わって「人間」がたってもダメなのだ。理性的か、非理性的か。合理的か、非合理的か。そういう人間的な価値が絶対になってしまったら、やっぱりおなじことがおきてしまう。

たとえば、ひどい植民地支配にたえかねて、民衆が大反乱。暴れちゃえ。そしたら、だいたい植民者たちに非理性的な蛮行とみなされて、理性をもって大弾圧。「人間」をつかさどる権力者に統べられてしまうのだ。神かよ。

絶対的能動（神）と絶対的受動（自己無化）

神秘主義者はそういう価値そのものにゆさぶりをかける。「神」を罷免して、支配服従の関係を消去する。善悪の彼岸へいけ。そのさきに価値をたてるな。いつだって、こう問いかける。おまえらのいう神ってなんだ。神はわれわれをまもってくれる？　だから崇拝せよ、したがえ？　それで教会にあつまる信者がふえれば、神はえらくなるのか。逆にすくなくなれば、神のえらさは減ってしまうのか。ようするに神が、能動と受動の関係にしばられてしまっているのだ。わたしたちのために、これだけのことをしてくれたから、これだけ尊い。神が目的に規定されている。神なのに完全じゃない。増減する神。けっきょく、神の偉大さは教会権力がつよいか、よわいかでしかないだろう。そんなの神への冒瀆だ。

だから神秘主義者はいう。神は絶対的な能動性そのものだ。どんな目的にも束縛されない。だれのなんの手段にもならない。そのはたらきにわけなどない。はたらくがゆえにはたらく。理由なしにうばい、理由なしにあたえるのだ。

じゃあ、被造物であるわれわれが神にふれるとしたら、どうしたらいいのか。能動と受動の関係からぬけだすためには、どうしたらいいのか。われわれがつくられしものならば、つくられなくなればいいだけだ。絶対的な受動性でいけ。

神に身をささげる。神にむかって、自分自身を投げすてる。なんにもなくなるまで、自分を捨てきる。ナイチンゲールはこんなふうにいっている。

われわれは単なる器にすぎない。神がそれを満たす。われわれはその器の土を落としきれ

いにしておくべきである。[18]

自己無化だ。ゼロになる。自己の器がからっぽになる。そのとき、その器は神によって満たされているだろうと。なるほど。ということは、逆もしかりだ。ぼくらが無にならず、つくられしものであるかぎり、神もまたつくりしものになってしまう。能動か、受動かになってしまう。いいかえるよ。神の絶対的な能動性は、ぼくらが絶対的な受動性を身にまとったときにあらわれる。神と自己無化は同時なのだ。神はぼくらのその行為をとおしてのみ感じられる。神秘主義はパフォーマティブだよ。

神……………絶対的な能動性、はたらくがゆえにはたらく
神秘主義……自己無化、絶対的な受動性

ヴェイユと絶対的受動性

はなしをわかりやすくするために、ひとりだけ別の思想家をとりあげてみよう。二〇世紀フラン

18……ナイチンゲール「思索への示唆」(『ナイチンゲール著作集 第三巻』薄井坦子他訳、現代社、一九七七年)一八七頁。

スの哲学者、シモーヌ・ヴェイユだ。かの女もまた神秘主義者として知られている。一九三〇年代、ヴェイユはアナキストとつるんで、労働運動にのめりこんでいた。そして、本人も工場体験をして、資本主義の悲惨さから労働者を解きはなつとはどういうことかを考えていた。

いかなる策略によっても、いかなる過程によっても、いかなる改革によっても、いかなる動乱によっても、労働者がその労働条件そのものによって置かれている宇宙のなかに合目的性が入り込むことはない。だがこの宇宙は、全体として真実であるただひとつの目的にぶらさがることができる。この宇宙は神に触れ合うことができる。労働者の条件とは、あらゆる人間の存在そのものをなしている合目的性への飢えが、神によってでなければ満たされることがないという条件である。

ここに労働者の特権がある。労働者だけがこの特権を有している。他のあらゆる条件では、例外なく、個別の目的が活力に差し出されている。個別の目的は、それがひとつの魂ないしいくつかの魂の救いとなるであろう場合、個別の目的が遮蔽幕となって、神を隠してしまう。自己から離れることによって、遮蔽幕を貫いてゆかねばならない。労働者には遮蔽幕がない。労働者と神を分かつものは何もない。労働者は頭を上げさえすればよいのである。[19]

ここでいう労働条件とは、労働者にはなんの主体性もないということだ。それこそ自作農や職人だったら、自分でつくりたいものをつくり、それを自分で売って生計をたてる。自分で目的をたてて、それを達成して成果をえるのだ。

だけど、工場労働者にはそれがない。上から命じられるがままに、なにも考えずに手をうごかす。機械の部品みたいになって毎日、おなじことのくりかえし。製品ができても、それは自分のものではない。カネがなくて買うこともできない。

もちろんカネをかせぐという目的はあったのだ。いつかこうありたいという自分のためにいまはがまんしてはたらこう。だがいざはたらいてみると給料がすくなくて、将来のための貯蓄もできない。仕事がおわって疲れはて、酒を飲んでカネをつかいはたして寝るだけだ。もはや人生に目的はない。絶対的な受動性だ。

しかしヴェイユはいう。尊い。だって、労働者はわけもなく工場にいって手をうごかせちゃうのだから。理由なしにあたえよ。はたらくがゆえにはたらいているのだ。なぜという問いなしに。神かよ。労働者が必然の力を身にまとう。一周まわって、絶対的主体性にちかづいている。ヴェイユいわく。労働者はただ頭をあげればよい。

19……シモーヌ・ヴェイユ「奴隷的でない労働の第一条件」（『シモーヌ・ヴェイユ アンソロジー』今村純子訳、河出文庫、二〇一八年）二一〇-二一一頁。

絶対的な受動性……無希望、無目的、なぜという問いなしに＝絶対的な主体性

だから、ヴェイユは革命運動には身を投じていたけれど、ボルシェビキ、つまり共産党とはめっちゃ対立していた。かれらはこれが革命のビジョンだといって、労働者に希望と将来をあたえようとするからだ。

こうすればみんなハッピーになれますよ。ぼくらにしたがっていればいいんですよ。その目的のためには絶対服従ですよ。そういって、党や組合指導者が労働者たちを支配していく。まるであたらしい教会権力だ。

マルクスが宗教に与えた民衆の阿片という名は、革命がその本性をあらわにするときには、革命にふさわしいものでありえた。だが、民衆の阿片という名は本来的に革命に当てはまる。革命への希望はつねに麻薬である。[20]

ひとによっては麻薬ときくと、わーいとポジティブにうけとめちゃうかもしれないので、ちゃんといっておくよ。ヴェイユは革命という名の権力をディスっているのだ。民衆を希望でタラしこんでんじゃねえぞと。どうしたらいいか。その絶対的な受動性にひらきなおれ。労働者はそのままたちあがればいい。パッときもちよくなれるような希望や目的なんていらないのだと。

だれかが資本家にムチをうたれている。がまんできない。そしたらおのずとたちあがってしまう。状況を悪化させるだけかもしれない。いっしょにクビにされるだけかもしれない。たすけた相手に恨まれる。いいよ。ひとだすけにわけなどいらない。それが理由なき反抗だ。労働者が頭をあげる。

憑依につぐ憑依！

あ、テンションがあがってヴェイユのくだりがながくなってしまった。フローにもどろう。神に身をささげる。神にって、だれにだよ。教会にじゃない。中心はない。神と人間。精神と自然。そんな二項対立でものごとをとらえていない。

さっき紹介したブルーノがいうように、人間のおこないにも、自然のはたらきにも、あらゆる微細なものに神は宿る。なにごとにつけても、自分を捨ててなにかしたいとおもってしまう。その行為のなかに神は宿るのだ。フローの場合、それが目のまえで飢えと病に苦しんでいる貧民を救うことだった。

20……シモーヌ・ヴェイユ「奴隷的でない労働の第一条件」（『シモーヌ・ヴェイユ アンソロジー』今村純子編訳、河出文庫、二〇一八年）二〇六頁。

神……自然のはたらき＝人間のおこない（貧しい病人を救う、自己無化）

だれかが飢えと病でたおれている。そんな光景をまのあたりにすれば、迷っている余地はない。いくらたすけても、なんの見返りもないだろう。むしろコレラでもうつされて死ぬかもしれない。だがいざそのときになれば、そんなことを考えている自分なんて消えてしまう。選択の余地はない。あれでもなく、これでもなく。

自己無化だ。あなたにむけて自分を差しだす。あなたへ、あなたへ。自分がなくなり、あなたへ溶けこむ。あなたがのぞんでいるあなたになるわけではない。もはや、わたしはわたしではない、あなたであり、わたしなのだ。だれだよ。

わたしがあなたに憑依する。わたしが個人じゃなくなっていく。あたらしい共同の生に変化していく。ひとりでは、決してかんじることがなかったような感情に衝きうごかされる。自分なんてどうなってもいいから、なんだってしてやりたい。がまんできない。おのずと手をさしのべる。やっちゃうのだ。

わたしか、あなたか。能動か、受動か。支配か、服従か。そんな関係をとびこえて、絶対的な受動性にふみこんでいく。理由なしにあたえよ。はたらくがゆえにはたらく。救うがゆえに救うのだ。看護にわけなどいらない。神の下僕となりて行動せよ。それが真の自由なのだ。なにものにも縛られない。

まとめよう。看護とは神秘主義としてのケアにほかならない。憑依につぐ憑依。つぎからつぎへと、あなたがわたしを通過していく。たえまのない未知との遭遇。いままでのあたりまえがあたりまえじゃなくなっていく。もはやひとりでありながらひとりではない。支配なき共同の生がうちたてられる。このとき、ぼくらはいったいだれと共にあるのだろうか。

安心してください。わたしだ。恐れることはない。

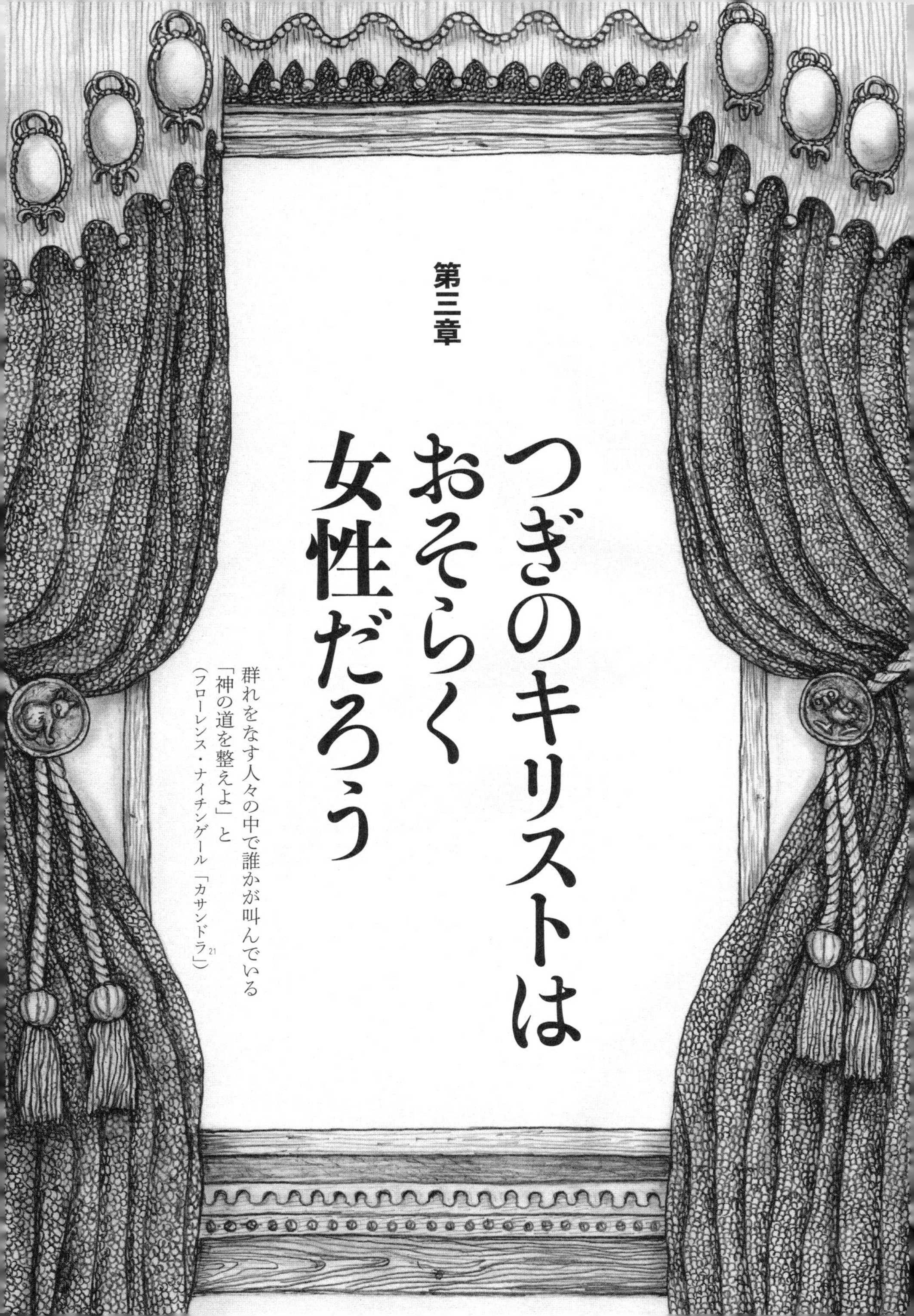

第三章

つぎのキリストは おそらく 女性だろう

群れをなす人々の中で誰かが叫んでいる
「神の道を整えよ」と
（フローレンス・ナイチンゲール「カサンドラ」[21]）

ローマにいった、石投げた

さて、章を変えてフローの人生にもどろう。あいかわらず、両親は看護の道をみとめてくれない。くそ、死んじゃおうかな。そうおもっていたころだ。一八四六年一〇月、あのドイツ駐英大使、ブンゼンさんがまた本をくれた。

ドイツのカイゼルスベルトにあるディアコネス学園の年報だ。まえにはなしをきいたときは、ぜんぜん興味のなかったフロー。こんどはもう興味津々だ。わーい、ブンゼンさん、ありがとう。

ドイツもプロテスタントの国だ。カトリックの修道院文化はなくなっている。看護の伝統がのこっていない。それならあたらしいものとして、復活させればいいだけだ。病人の世話をするもの、ディアコネスを再生しよう。

それで一八三六年、プロテスタントの牧師、テオドール・フリードナーが創設したのが、このディアコネス学園だ。看護師養成学校である。一八歳以上の女性をむかえいれ、三か月の見習期間。みとめられたら、三年間、ちょっとした給料をもらいながら、看護をまなぶことができる。

病院や訪問看護の実習にくわえて、フリードナー牧師が倫理をおしえ、その妻が看護の実技をおしえてくれる。それにくわえて、医師が解剖や生理学、病理学、薬学を講義してくれるというものだ。

なんだよ、これ最高じゃないか。もとめていたものがすべてここにある。いきたい。だけどそんなことを口にしたら、速攻で芽をつまれてしまう。フローは母親にかくれて、こっそりと年報をよみふけった。

翌年の九月、クラーキーが結婚した。おぼえていますでしょうか。パリのサロンの女王にして、フローの親友だ。あのクラーキーまで。家庭にはいって、男のために生きるなんてクソだとおもっていたはずなのに。その知らせをうけて、ナイチンゲール家がザワザワしはじめる。お母さんのプレッシャーがきつい。

そんな空気をさっしたのか、ついに恋人のミルンズがプロポーズ。ぼくと結婚してください。ちいっ。嫌いじゃないんだよ。でもここで家庭にはいったら、ぜったいに看護師にはなれない。はぐらかすしかない。フローはうんともすんともいわずに、ミルンズを煙にまいた。

急がなくっちゃ。焦ってイライラしているフローにクラーキーがおもしろい友人を紹介してくれた。ブレースブリッジ夫妻だ。ふたりはめっちゃ自由人。世界中を旅する旅行家だ。とくに夫人のセリナは芸術好きで、フローとは気があうだろうと。

じっさいに会ってみると、セリナはやさしくて、フローのはなしをうんうんとうなずきながらきいてくれる。いいひとだ。セリナも熱い志をもったフローを応援したくなった。ホレちまうだろう。

21……フローレンス・ナイチンゲール『カサンドラ』（木村正子訳、日本看護協会出版会、二〇二一年）四頁。

セリナ・ブレースブリッジ（一八〇〇〜一八七四）……友だち、支援者

セリナはおちこんでいるフローをはげまそうと、いっしょにローマ旅行にでもいきませんかとさそってくれた。セリナとのつきあいをほほえましくおもっていたお母さん。いってこいという。やったぜ。

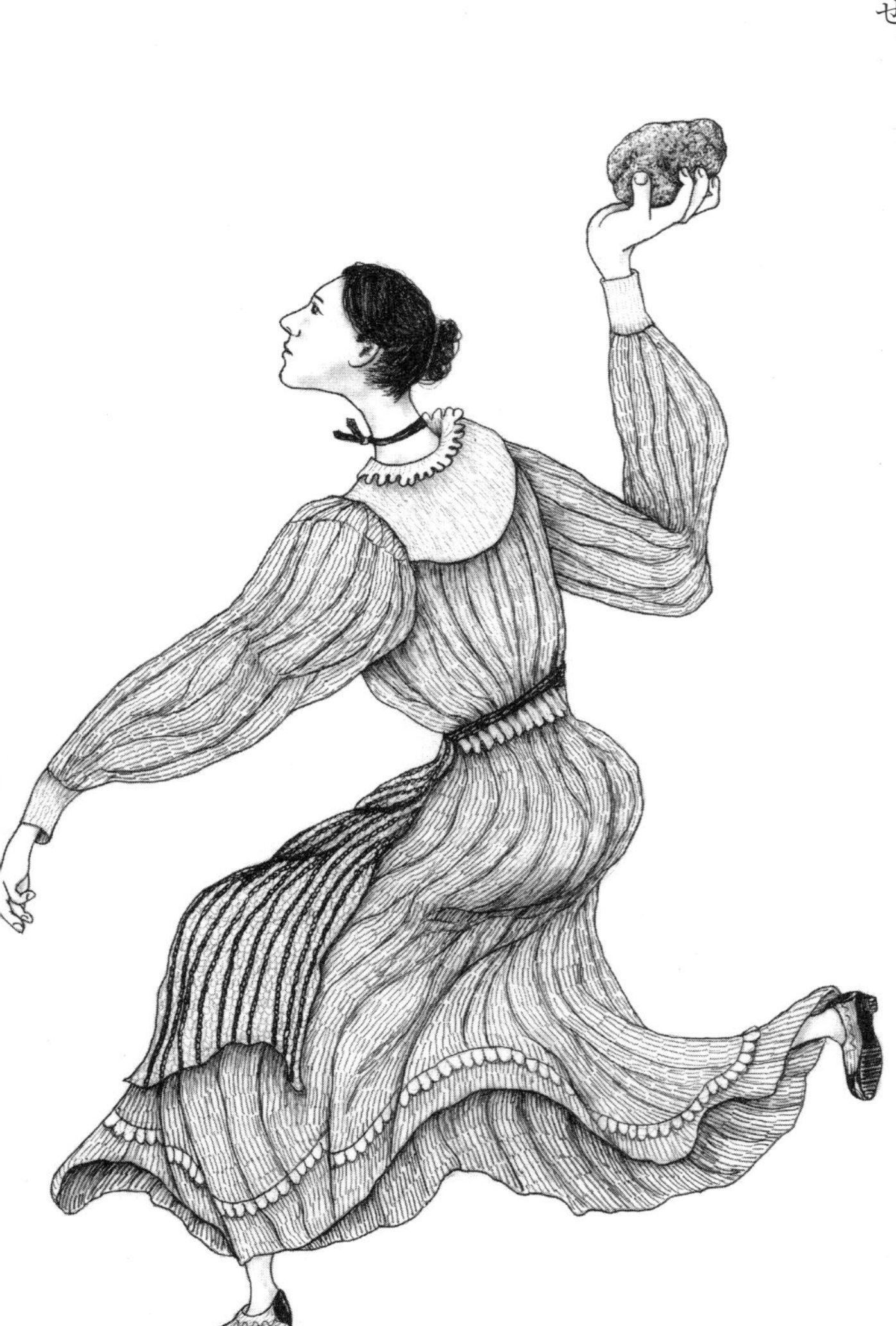

一八四七年一〇月二七日、イギリスを出発。ブレースブリッジ夫妻といっしょにローマにむかった。ひさびさのローマにフローは感動。こんどは絵画や美術品ばかりではない。露店で栗をかった。うまい。

沈む夕日を眺めていたら、夕食の時間に遅れてしまった。でもだれにも叱られない。ヤバい。両親に干渉されない生活がこんなにも自由で気楽でたのしいものだったなんて。ローマ、最高。

しかも、ちょうどイタリア解放にむけて独立運動が本格化していたときのことだ。ある日、街中にデモ隊があふれかえっていたので、セリナといっしょに参加した。熱気、熱気、熱気。イタリアのあたらしい夜明けぜよ。

そうおもって感動していたら、どこの家も窓明かりを灯して、デモ隊に賛同の意をしめしていることがわかった。しまった、宿の部屋の明かりを消してきてしまった。なんとかしなければ。

デモ隊が宿のまえをとおる。とっさに石をひろったフロー。うおりゃあ。おもいっきりぶん投げた。パリンッ。窓ガラスがわれる。シャー。うおおお、なんかすげえ女がいるぞと、デモ参加者から拍手喝采。そうか窓ガラスをわると、こんなにホメられるのか。デモにいったら石をぶん投げろ。

ハーバート夫妻と運命の出会い

そして、このころ人生をかえるおおきな出会いがあった。知りあっちゃったのだ。ちょうどローマに新婚旅行にきていたシドニー・ハーバート、そしてその妻、エリザベスと。

ハーバートは、すでに入閣経験もあるイギリスの政治家にして超カネもち。慈善事業もガンガンやっていた人格者で、しかも射撃と馬術の達人としても知られ、武人としての風格もかねそなえていた。妻になったエリザベスはイギリスでも名高い将軍の娘で、軍にも太いパイプがある。政界期待のホープなのだ。

どうもセリナがエリザベスと旧知の仲だったらしい。二〇歳以上、年上のセリナはエリザベスを実の娘のようにかわいがっていた。愛称はリズ。セリナにとってはフローもおなじような存在だったのかもしれない。せっかくローマにきているのだし、このふたりをひきあわせよう。ソッコーで意気投合だ。

フローはこの夫妻と仲良くなった。最初はひたすら観光旅行。たのしい。ローマ滞在中、ほとんどふたりといっしょに行動するようになった。ちょっとずつ深い話もしはじめる。ふたりもフローのはなしをきいて、その志に共鳴。このひとをぜったいに看護師にしてあげたい。生涯の同志になった。

シドニー・ハーバート（一八一〇〜一八六一）……イギリスの政治家、同志
エリザベス・ハーバート（一八二二〜一九一一）……著述家、同志、リズ（愛称）

さて翌年からは、ローマ・カトリック教会との親交をふかめている。もともと、思想的にプロテ

スタントよりもカトリックにちかかった。とはいえ、ナイチンゲールは神秘主義。教会の権威すらみとめないので改宗にはいたらないのだが、それでもせっかくローマにきたのである。信仰をふかめたい。

まず一八四八年一月、フローはローマ教皇ピウス九世に謁見している。ユー、きちゃいなよといわれたのでいったのだ。なんか呼んでおいて、むこうが外出先から遅れてきたので、そのあいだに祈祷室をみせてもらった。すてき。

二月にはサン・ピエトロ大聖堂の儀式を見学。すると見物客のなかに、貧民の少女がいて目があった。こっちがニカッとすると、むこうも笑う。かわいい。しゃべりかけると、五歳。ちかくの貧民窟の孤児だった。

そんな子は無視しろというハーバート夫妻とセリナ。でもフローはきかない。その子をつれて、ちかくのトリニタ・デ・モンティ女子修道院にむかう。そしてそこの孤児学校にいれてほしいと直談判した。

この学校はイタリアでも自由教育がすすんでいることで有名だった。対応してくれたサンタ・コロンバ院長。やさしいフローにブラボーと大絶賛だ。少女の入学をみとめてくれた。もちろん費用はすべてフローもちだ。両親から衣装代にともたされていたお小遣いがあったので、それをあてた。さすがだ。

その後、院長に気にいられたフローは、ほぼ毎日、その修道院にかよっている。部屋にこもって黙想をして、なんどもなんども神を感じた。ふう、おちつくな。自分、こういうの好き。神によろしく。

ミルンズよ、好きだけどさようなら

一八四八年四月、イギリスに帰国。これからどうしたものか。ハーバート夫妻とブンゼン大使に相談すると、どちらも「きみ、カイゼルスベルトにいっちゃいなよ」とすすめられる。そうだよね。でも家族にはいえない。

九月、ついにチャンス到来。お母さんとお姉ちゃんがチェコのカルロヴィ・ヴァリで療養したいといいだしたのだ。日本でいうと草津だろうか。世界的にむちゃくちゃ有名な温泉保養地だ。そのとちゅうでドイツのフランクフルトにもたちよる予定だという。そこからカイゼルスベルトはほどちかくだ。スキをみてディアコネス学園にとびこんでしまおう。はやくいきたい。とおもっていたら、この年、ヨーロッパ全土を革命の波がおそう。いわゆる四八年革命だ。もうがまんできないといって、貧民たちが武装蜂起だ。アナーキー、オーレイ。わたしならそうおもうが、このカネもち一家にとってはそうではない。恐ろしい暴漢どもが街中で荒れ狂っている。あぶない。

保養旅行は中止になった。なんてことだ。ちくしょう。フローが絶望にうちひしがれる。まだだ、まだ終わっちゃいない。だけどなかなかチャンスがおとずれない。そこにふたたび、恋人のミルンズがしかけてくる。そろそろプロポーズの返事をくれませんか。嫌ならもういいんですよ。なんだよ。たった二年まつことがそんなに嫌だったとはね。しかもこんなときに決断を迫ってくるなんてひどいよ。いや好きなんだよ。でもいま結婚したら看護の道が閉ざされてしまう。わたしは自分の人生を、看護の歴史をきりひらきたい。好きだ、でもいけない。好きだ、でもいけない。好きだ、でも、でも、あゝ。

フロー、二九歳。やむにやまれず、プロポーズを断った。七年の交際をへての結論だ。だけどこれでヘコんだのは、ミルンズじゃない。かれのほうはなかなか返事をもらえなかったし、なかばあきらめていたのだ。

むしろ精神的にダメージをうけたのはフローのほうだ。だって、まだ好きだったんだもの。それでもわたしにはやらなきゃいけないことがある。くぅ。おちこんでいるフローをお母さんのファニーがなじる。なんて子だ。おまえは人生最大のチャンスを棒にふったんだ。このバカタレが。うるさいな。

ディアコネスにいっちゃいな

しかし、そんなフローにふたたびセリナが救いの手をさしのべる。夫婦でエジプト、ギリシア旅行にいくんだけど、いっしょにいかないかと。かねてより、エジプトの神秘的な雰囲気にあこがれていて、ギリシアの古典文学が大好きだったフロー。いきたい。お母さんも夫妻がいっしょならとみとめてくれた。やったあ。

一八四九年一〇月、出発。往復五か月もかけて、ナイル川をドンブラコ。あまりにも美しい景色に、なぜかイエスをかんじてしまう。おお、神よ。そして川をながめながら自問自答をくりかえした。

とうとう、このわたしも三〇歳。いったいなにをやっているのか。わたしの人生、もうおわったのかな。バカヤロー。まだなにもはじまっちゃいない。

そのあとギリシアにわたり、古代の遺跡をいくつもまわる。アテネにつくと、みなれないセミという虫が鳴いている。チキショー、チキショー、チキショー。すごい、わたしの声を代弁しているかのようだ。子どものようにはしゃぐフロー。パッとセミをつかまえた。せっかくなので飼うことにしよう。名前はプラトンだ。

それからパルテノン神殿にいくと、こんどはフクロウがたおれている。手当をすると復活したので、これも飼うことにした。名前はアテネだ。ふふふ。ペットをつれてかえって、みんなをおどろかせてやろう。しかし帰路。プラハまでかえってきたときのことだ。大事件が勃発する。アテネがプラトンを食べちゃったのだ。ぷ、ぷらとん!

しかしおちこんでいるひまなどない。うちひしがれているフローに、セリナがはなしをもちかける。セリナの一計だ。せっかくここまできて、家族の目も光っていない。だったら、カイゼルスベルトにいっちゃえばいいんじゃないの。というか、いけ。責任はわたしがとるから。せ、セリナさん！

一八五〇年七月三一日、ついにカイゼルスベルトのディアコネス学園に到着。やってきたフローをフリードナー夫妻がでむかえてくれる。ここで二週間、じっくりと学園を見学させてもらった。そのかんの交流で、フローがどえらい知識人だとおもったのだろう。フリードナー牧師は、なにかうちについて文章をかいてくれないかとおねがいする。もちろんです。フローは見学したことをまとめあげ、一冊の報告書を作成した。かいたものをみせると、フリードナーは大喜び。以後、学園の宣伝用パンフレットとしてつかわれることになった。すごいよ、ナイチンゲール。

ふっきれた！ディアコネス再訪

やっぱり、わたしがもとめていたものはここにあったんだ。そう確信して帰国の途につく。八月二一日、リー・ハースト荘にもどる。よくもどってきたね。最初は歓迎ムードの母と姉。アテネとプラトンのはなしも悲劇じゃあと涙をながしてきいてくれた。しかしすべてをうちあけたとき、ふたりの態度は激変してしまう。

おまえはわたしの期待をうらぎった。激怒する母。プンプン。姉は、おまえは家に汚いものをもちこもうとしている。おまえのせいで、わたしは結婚できないんだよとヒステリー。あまりのことに発作をおこしてたおれてしまった。

だけど、めげないフロー。お母さんにうったえる。もういちど、カイゼルスベルトにいって正規の訓練をうけたい。反対される。姉のパースは発作がさらに悪化してうごけなくなってしまった。これみよがしにお母さんはいう。看護したいというのであれば、病人がここにいるでしょう。身近な家族になにもせずに、他人の世話なんてとんでもない。半年間、パースのためだけに尽くしなさい。はなしはそれからです。

くそ、なにが家族だよ。わたしの邪魔ばかりしやがって。それでもフローは必死になってパースのめんどうをみた。だが尽くしても、尽くしてもキリがない。うう。わたしはずっとこのままこうして死んでいくんだ。


一八五一年の春のことだ。たまたま出席した社交会で、ばったりミルンズと遭遇してしまう。気まずい。動揺するフロー。でもミルンズはなにごともなかったかのように、気軽にはなしかけてきた。「この部屋の騒音ときたら、まるで紡績工場のようですね」[22]。わたしに未練なんてまったくないかのようだ。

なんだよ。わたしはこんなに震えているのに。なんでわたしの決意をかえようと、あたふたしてくれないのか。心のドアをノックしてくれないのか。つめたいよ。じっさい、ミルンズはその数週間後に別の女性と結婚している。くやしいです。そうか、フラれたのはわたしのほうだったんだ。だけど、これですべてふっきれた。もう家族も結婚もどうでもいい。やりたいことしかもうやらない。フローはカイゼルスベルトいきを決行する。いくのだ。なにがなんでもいくのである。お母さんもだんだん折れてくる。なにせフローばかりではない。あのハーバート夫妻も、ブレースブリッジ夫妻も、クラーキーも、社交界でも政界でも大活躍のみんながフローを応援していたのだから。がんばれ。

一八五一年七月、ついにお母さんがみとめてくれた。だが娘が看護の訓練をうけているなどと知れたら、おテントウさまに顔むけできない。親戚や友人には、母と娘で温泉旅行にいくとウソをついた。

いちおうファニーとパースは、チェコの温泉地、カルロヴィ・ヴァリにいく。だが、そのかんフローはディアコネス学園にいき、のちにドイツで合流するのだ。お母さんから念をおされる。いいですね、くれぐれもひとさまに知られてはいけませんよ。この期におよんで、世間体かよ。でも、いかせてくれるならなんでもいい。

七月半ば、フローはふたたびディアコネス学園を訪問。こんどは三か月間、フリードナー夫妻か

22……セシル・ウーダム・スミス『フロレンス・ナイチンゲールの生涯（上）』（武山満智子、小南吉彦訳、現代社、一九八一年）一二三頁。

らみっちりと特訓をうける。足の切断など手術のたちあいもつとめていた。夫妻いわく。かの女ほど抜群の成績で、学ぶべきすべてを完ぺきに習得したひとはいません。へへん。そりゃそうだ。なんたって、わたしは神に仕えているのだから。ほかの子とはバイブスがちがう。

やるな、山伏

よし、脱線しよう。いきなりですが、わたしには山伏をやっている友だちがいる。名前もだしてしまうと、成瀬正憲さん。[23] 山形県にある羽黒山の山伏だ。

わたしは一〇年ほどまえから山形の大学で非常勤講師をやっていて、ちょっとした縁で知りあいになって、それ以来、なんどもかれの家に遊びにいっている。

いくとだいたい近所のお友だちもよんでくれて、レッツ・パーティ。これが宴会じゃあといって、一升瓶を何本あけるのか、しこたま日本酒を飲んで、ぶったおれて翌日の昼すぎまで寝て、ほとんど深いはなしもなにもせずに帰ってくる。ただひたすら、時間と体力をムダにすり減らす。最高だ。

ちなみに、この成瀬さん。山伏で食っているわけではない。山にこもって修行はつんでいるけれど、あたりまえだが、それでどこかしらからカネがじゃらじゃら降ってくるわけじゃない。

じゃあ、どうしているのか。採集だ。春は山菜。秋はキノコを採って、生計をたてている。いいかたをかえると、どこかの会社ではたらいたり、農作業をして野菜をそだてなくても、食っていけちゃうのだ。

このひとすごいなとおもって、いちど山菜採りにつれていってもらったことがある。山にわけいって、いっしょに道なき道をあるく。びっくらこいたのは、みえているものがちがうことだ。ぼくらは気づいていないのだけど、道すがらほらあそこにもあそこにもと、斜面にはえている山菜がみえているのだ。

ぼくらはふだん平面をあるくことに慣らされている。直線といっちゃったほうがいいかもしれない。道路だ。スーパーにいくにも駅にいくにも目的がきまっている。はじめからゴールがきまっている。

そこにどれだけはやく効率的にたどりつけるのか。そのために必要なことしかみえなくなる。道を逸れると寄り道とよばれてしまう。人類学者のティム・インゴルドはそれを「輸送」とよんだ[24]。物資を運搬しているのとかわらないのだ。

だけど山菜採りはちがう。もちろん連れていってもらうポイントはあるのだ。でも、それはあくまで素人のぼくらが採りやすいからいったまでのことで、山にゴールもなにもないのである。寄り道しかない。あらゆる道が逸れている。目的なしにあるくのだ。さまよえ。インゴルドいわく。「散

23……成瀬さんには雑誌でインタビューをしたこともあります。よろしければ、成瀬正憲「山伏として生きる――実践のアナキズム（聞き手：栗原康）」（『文學界』二〇二二年四月号）をどうぞ。
24……ティム・インゴルド『ラインズ』（工藤晋訳、左右社、二〇一四年）を参照のこと。

歩」である。

輸送……道路、直線、スピード、効率、目的達成
散歩……道、斜面、寄り道、目的なしにあるく、さまよう

じゃあ、道から逸れているものをみるってどういうことなのか。みようとおもっていなかったものがみえちゃうってことだ。それってどうやるの。成瀬さんにきいてみたら、こんなことをいっていた。「視界にモヤがかかったみたいになるんですよ。どこか一点をみているんじゃなくて、レーダーで探知しているみたいな。そんでそんときじゃなくて、あとからあそこにあれがあったなって」。

はじめから、ここでこれを採るというのがきまっているわけじゃない。この草をとるためにとおもってあるいているのではない。意識してみているんじゃないのだ。みえてくる。みえちゃう。無意識のうちにみえてしまっているのだ。

それがあとから「ああ、あれうめえんだよな」と意識されるようになってきて、ピャッととりにいくということだ。いいかえると、あらかじめみえていたということになる。やるな、山伏。

そういえば、山にはいるまえ街で車を運転しているときから、成瀬さんはこういっていた。「ほら、道端に花が咲いているでしょう。そしたら山のあそこらへんに山菜が出てきてるなってわかるんですよ」。

成瀬さんはそれを「徴候」とよんでいた。さすが採集民だ。つかうことばがカッコいい。未来はあらかじめみえている。あとはその徴候をたぐりよせていくだけのことだ。山伏は懐かしい未来を生きている。予言者かよ。

さて、なんでこんなはなしをしているのか。だいじなことはあとからわかる。

だれにも信じてもらえない予言者

ナイチンゲールにもどりましょう。一八五一年一〇月八日、ディアコネス学園での修行をおえたフローは、ドイツのケルンで家族と合流。それからいっしょに帰国した。紙の知識ばかりでなく実技経験もつんで、看護師としての力量をしっかりと身につけたフロー。自信満々。はやくこの力をいかしたい。

だけど、母がそれをゆるさない。いまだに看護師への職業差別がぬぐいされないのだ。近所の目を気にして、娘を外にだせない。この子を世にだしてしまったら、ナイチンゲール家の人間はみんなうしろ指さされて生きていくことになる。そんなのダメだ。なにがなんでも、フローに家のことをやらせよう。

ああ、もううんざり。どうして三〇歳をこえた大人が自分の人生を自分であゆむことができないのか。わたしが女だからダメなのか。それをよしとする家族ってなんだ。社会ってなんだ。ふざけんじゃねえ。フローはその怒りをすべて吐露するかのように、一本の小説を書きあげた。「カサンドラ」だ。

どんな小説か。そのタイトルに内容があらわれている。カサンドラはギリシア神話に出てくる女性でトロイアの王女だ。神の子、アポロンが恋人になってくれたら予言能力をあげるというので承諾。しかしいざその能力をもらってみたら、アポロンが自分をもてあそんで、冷淡に捨てさるすがたがみえてしまう。

それでムカついてアポロンをフッたら逆恨みされて、予言者なのにだれにも信じてもらえないという呪いをかけられてしまった。その後、カサンドラのいるトロイアは、屈強なギリシアの軍勢に攻めこまれる。トロイア戦争だ。

でもトロイアには鉄壁の城砦がある。攻めきれず、ギリシア勢がかえっていく。あきらめたか。とおもっていたら、巨大な木馬がのこされていた。トロイアの兵士たちが戦利品として、城砦のなかにもちかえる。予知能力を発揮して、これはヤバい、すぐに外にだせというカサンドラ。

しかし呪いのために、だれも信じてくれない。われわれの勝利だ、ヒャッハーと酒を飲んで泥酔していく兵士たち。その深夜のことだ。木馬のなかから、ギリシアの兵士たちが続々とあらわれる。寝ているトロイア兵をぶち殺し、城門をあけて勝負ありだ。これでトロイアは滅ぼされる。いまだとコンピューターのマルウェアとして知られる「トロイの木馬」の由来である。

フローはこのカサンドラに自分をかさねた。わたしは時代の先駆者だ。予言者なのだ。イギリスでも看護が必要になる。女性が自分の人生を自分できりひらく、それがあたりまえになる。だけどだれも信じてはくれない。まるで腫れ物にでもふれるようなあつかいをされてしまう。木馬がくる。

絶望のどん底に光あり

もうちょっと、本の内容にふれてみよう。主人公はイギリス上流階級の女性、ノファリアリ。世のため、ひとのため、外ではたらきたい。なすべき使命に気づき、情熱を燃やしているのだけど、母親がそれをゆるしてくれない。女だからだ。女の役割を怠っているといわれてしまう。

この因習に満ちた社会は男性が女性のためにつくったもの。そして女性もこれを受け入れてきた。この社会では、女性はなにも所有してはならず、猫かぶりの道化芝居を演じなくてはいけない。そして女性には情熱などないと嘘をつく。自分にも嘘をついているのだから、娘たちにもほかに言いようがない。[25]

25……フローレンス・ナイチンゲール『カサンドラ』（木村正子訳、日本看護協会出版会、二〇二一年）八頁。

この社会は男を中心にしてつくられている。政治をつかさどっているのも男。この世界で重要な仕事をするのも男だ。女はつねに補助者であり、家庭にはいって夫をささえるのがつとめである。結婚をすると、女は男のものになる。男に所有される。人間でありながら、人間のモノになる。夫は主人だ。家事も育児も介護も、なんでも男のため、家のために無償奉仕するのがあたりまえ。奴隷かよ。

おそろしいのは、とうの女がそれをうけいれてしまうことだ。よき妻であることに、よき母親であることに誇りをおぼえてしまう。だからノファアリの母親はいうのだ。従順であれ。おとなしく服従して生きろ。この世界でなにごとかをなしとげたい？女がそんな情熱をもつはずはないと。

男性は結婚によってすべてを得る。「〈妻という〉協力者」も手に入れる。でも女性が〈結婚によって〉得るものはなにもない。[26]

既婚女性がはたらきたいといえば、じゃあ授乳はどうするんだ、それでも母親なのか、だいたいオレのディナーはどうするんだと非難される。しかも、そういう男のいいぶんが家族おもいといわれるのだ。

女性たちは問われている。みずからの情熱を犠牲にするのか、それとも結婚というしあわせを犠牲にするのか。わたしは結婚を断念しました。自分の未来を自分でつかみとるために。いまわたしがその先鞭をつければ、きっと世の女性たちもわたしにつづくことでしょう。わたしもわたしもわたしもミートゥー。

そうおもっていたのだが、おもうようにはいかなかった。どこからともなく邪魔がはいり、なにもできない。そうこうしているうちに、体をこわしてしまって寝たきりだ。つかれた。なにをやってもうまくいかない。もう夢がなんだったのかすら忘れてしまった。ああ、この世よ。ああ、人生よ。ああ、時よ。

もうどうでもいい。なんでもいい。ぜんぶおしまい。絶望のどん底だ。だけどそこまでおちたとき、ノファアリアリの口から予言がとびだす。


次のキリストはおそらく女性だろうと私は信じている。[27]

あたらしい人類救済は女性解放であるはずだ。ということでもあるし、きっと予言そのものに神秘主義をかけているのだとおもう。もはや希望はない。しかしそんないまだからこそ、将来という発想そのものからぬけだすチャンスなのだと。

将来のために、いまを犠牲にして生きるのはもうやめよう。たとえそれがどんなに理想的なものだったとしても、いま自分がだいじにしているものを捨てさせられるのであれば、たまったもん

26……フローレンス・ナイチンゲール『カサンドラ』（木村正子訳、日本看護協会出版会、二〇二一年）五八頁。

27……同書、九三頁。

じゃない。いまないものはこの先もない。

どうしたらいいか。予言だ。予言とはあらかじめわかっていた未来である。はるかむかしから、そうすることが決まっていたような未来である。いまここにいながらにして、あたりまえのように前例のない未来を生きはじめる。現にあるものが破壊される。懐かしい未来を生きていきたい。

あらゆる将来、あらゆる目的をみうしない、人間が絶対的な受動性を身にまとう。だれにも信じてもらえない予言者。しかし、その信じてもらうという理由や目的すらどうでもよくなったとき、ひとはなぜという問いなしにうごきだす。われもわれもと、あたらしいキリストになってしまうのだ。

女性解放とはなにか。理由なき反抗だ。家のため、会社のため、国のため、あるべき将来を設計し、自分や他人をモノのように動員するのはもうやめよう。人間は人間の道具にならない。あらゆる支配をぬけだして、この世界をさまよっていきたい。地図はなくてもあるいていける。つぎのキリストはおそらく女性だろう。

目がつぶれるほど泣いたひと

ところで、この「カサンドラ」。ナイチンゲールの死後、後世のひとがよんで、びっくら仰天。なにせクリミアの天使とよばれていたひとが、ほんとにキリストになるっていっていたのだから。わたしは女性救済者だと。

しかも天使というと、みんな献身的な女性のイメージをいだきがちだが、ナイチンゲールはその逆だ。家庭の天使などクソくらえ。ど直球でそういっているのだ。それがまたヒステリックな女性の反応みたいにいわれてしまう。

第一章でもいったけど、神秘主義は偏見の目でみられがちだ。神とひとつになるなんて、正気の沙汰じゃない。ナイチンゲールは狂っていた。あの国民的英雄は精神病だったのだ。どうだい、大スキャンダルだろうと。

リットン・ストレイチー『ナイチンゲール伝』（一九一八年）はその典型だ。しかしこれが英雄崇拝をこえた評伝文学の傑作として、めちゃくちゃ評判になった。時代も時代だ。ときは第一次大戦後のイギリス。

戦争の後遺症で、精神病をわずらった兵士たちが街にあふれかえっている。そんななかで、あのナイチンゲールもそうだったのかとおもったら、みんな身近にかんじてしまう。だから、ストレイチーによってナイチンゲールはディスられているのだが、そのおかげでふたたび人気者になったのだ。元がいいからね。

ちなみに、このストレイチー。当時、ブルームズベリー・グループというサークルをつくっていて、とくに仲がよかったのが経済学者のケインズ。そして、もうひとりが小説家のヴァージニア・ウルフだ。ウルフは『自分ひとりの部屋』（一九二九年）で、フェミニズム文学の先駆として「カサンドラ」を評価している。[28]

みなさんのお祖母さん、ひいお祖母さんの中には、目が潰れるほど泣いたひとがたくさんいらっしゃいました。フローレンス・ナイチンゲールは苦悩のあまり悲鳴を上げました。[29]

この文章、よみようによっては、「カサンドラ」の主人公はピイピイなきわめいているだけで、とるにたらないといっているようにもよめるが、ここではポジティブな評価だとうけとめておくことにしよう。ナイチンゲール、すごい。

ナイチンゲールは縄文人

はなしをストレイチーにもどそう。かれはナイチンゲールを精神病だといっていた。それをきいて、ふとおもいだしたのが日本の精神科医、中井久夫の『分裂病と人類』だ。この本で、中井がこんなふうにいっている。ひとはだれしも分裂病、いまでいう統合失調症になりうるのだと。

そしてそのうえで統合失調症になりやすいひとと、うつ病になりやすいひとには対照的な性格があるという。まず統合失調症になりやすいのは、時間を先どりしてしまうひとだ。中井は、縄文時代の狩猟採集民がその典型だという。風が吹いて草花がゆれた。その徴候から獣のうごきをよみとっていく。

さっき、採集を生業としている山伏、成瀬さんのはなしをしたけど、これもおなじである。すでにこれから起こることがわかっている。いまここにいながらにして、未来のことがわかってしまうのだ。みんな予言者だよ。

縄文時代ならそれがふつうだ。だけどいま、ぼくらの時間の感覚で未来がよめるといったら、おかしなやつだといわれるだろう。幻覚かよ。自分でもそうおもってしまう。すると、強烈な不安と恐怖におそわれるのだ。

じゃあ、時間の感覚がいまみたいになったのは、いつからなのか。人類史的にはけっこうさいきん。弥生時代だ。農耕社会がはじまってからだ。

狩猟採集民の時間が強烈に現在中心的・カイロス的（人間的）であるとすれば、農耕民とともに過去から未来へと時間は流れはじめ、クロノス的（物理的）時間が成立した。農耕社会は計量し測定し配分し貯蔵する。[30]

28……ウルフのナイチンゲール観については、小川公代「ヴァージニア・ウルフがみたナイチンゲールの心の叫び」（月刊『看護』二〇二二年六月号）を参考にした。

29……ヴァージニア・ウルフ『自分ひとりの部屋』（片山亜紀訳、平凡社ライブラリー、二〇一五年）九八頁。

30……中井久夫『分裂病と人類』（東京大学出版会、一九八二年）二〇頁。

農耕がはじまる。畑を耕して、種をまいて、収穫をして、貯蔵をする。過去から未来へと時間がながれる。直線的な時間がうまれる。いつなにをすれば、どのくらい貯まるのか。すべてが計算可能になっていく。

しかし、これになれすぎると計算可能なものに執着するようになってしまう。自然災害に作物の病害。予測不可能なことが不安でたまらない。あたらしいことに適応できずに、もっとがんばらなくっちゃと、いままでやってきたことに執着してしまう。やってもやっても不安はぬぐえず、破滅を身近にかんじてしまう。うつ病だ。

とくにいま、だれしもうつ病になりやすいのはなんとなくわかる。コロナに戦争、地震に原発事故。リストラも日常的で将来のさきゆきなんてだれもよめない。だけど、不安になればなるほど、計算可能な将来に固執して毎日、勤労にはげんでしまう。それでも不安だ。もっともっと勤労にはげむ。まだたりない、まだたりない。ずっとそんなことをしていたら、うつ病になるよね。

統合失調症……縄文時代、狩猟採集民、時間の先どり、徴候
うつ病…………弥生時代、農耕民、直線的な時間、計算可能性、執着気質

きっとナイチンゲールが精神病だったとしたら、統合失調症的なものだったのだろう。だって、時代を先どりしていたのだから。ときにそれが不安になってとりみだす。ナイチンゲールは縄文人。自然にかえれ。

逆にこの区分でいえば、お姉ちゃんのパースはうつ病的だったのだとおもう。ある意味で、妹とおなじく時代に敏感だったのだ。しかしそれが真逆になってあらわれる。女性の人生はこうだといわれたら、そのとおりにしなければ気がすまない。その生活に執着してしまう。ちゃんとしなくっちゃ。

だから、つぎからつぎへと予測不可能なことをやらかしていく妹をみていると、不安で不安でたまらなかったのだろう。おまえのせいでわたしが破滅するんだよ。ごめん。あらゆる予言は女性解放である。

改宗、失敗におわる

「カサンドラ」の執筆をおえて、元気バリバリのフロー。とにかく、すぐれた病院や修道院をたずねて、あるべき看護制度について考えよう。まずは一八五二年の夏。フローはアイルランドにいった。

アイルランドにはカトリックの修道院がたくさんあって、シスター看護もすすんでいる。しかし見学してみると、規律と組織力こそたかいものの、看護師としての技量がたりない。これじゃダメだ。

それなら他の国はどうか。帰宅したフローは、ひたすら各国の病院制度をしらべる。パリにある修道会「シスター・オブ・チャリティ」がすごいとわかった。フランスでは、そこで看護の訓練をうけた修道女たちが各地に派遣されている。

じっさいにどんなかんじなのか、みてみたい。できれば、おしえも請いたい。そういうと、すぐにオッケーがとれた。やった。なぜこんなにすんなりとうけいれられたのか。ローマ・カトリック教会の司教、マニングさんが手をつくしてくれたからだ。このころ、かれはロンドン東部地区の貧民街で慈善事業にとりくんでいた。

ある日、救済事業をみにきたフロー。ムリやり売春させられそうになっていた少女を救う。しかしイギリス国教会にはそのうけいれ先がない。しかもその子はアイルランド人でカトリックだ。ならばとおもって、マニングのところに相談にいく。マニングはすぐにその子を保護して、女子修道院にいれてくれた。ありがとう。

この一件以来、フローはマニングに信頼をよせる。マニングも行動力のあるフローに感服した。友情。まえにもちょっといったけど、フローがカトリックに改宗しようとしたのはこのときだ。マニングは大歓迎ですといって、フローと神学トーク。書いたものもみせてもらった。だが、これでマニングはびっくらぽん。フローは神秘主義者だったのだ。カトリックの思想とはあいいれない。だって、教会の権威をみとめていないのだから。マニングからすれば、そんなの無神論にひとしい。

ざんねんながら、あなたはカトリックにはむいていません。そういって、改宗をことわった。フロー、がっかり。だけどそれとは関係なく、ふたりの親交はつづいていく。フローが修道女の看護をみたい、まなびたいといえば、すぐに骨をおってくれたのだ。マニングさん、ありがとう。ということで、フローはパリをおとずれた。よし、これから勉強するぞとおもっていたら、父方のおばあちゃんが危篤との一報がはいる。ええーっ。おもったことはうまくいかない。すぐに帰国して、おばあちゃんを看取る。九五歳。大往生だ。

女性が自立するには、年間五〇〇ポンドと自分ひとりの部屋があればいい

しかし、それからまもなく一八五三年四月のことだ。三二歳のフローに転機がおとずれる。ビッグ・チャンス到来だ。いまでも医師街として有名なロンドンのハーレー街。その一番地（現在は九〇番地）に「婦人家庭教師のための療養所」があったのだが、その責任者にならないかとさそわれたのだ。

この療養所は、もじどおり女性の家庭教師が病気になったときの入院施設だ。イギリス上流階級のレディたちが委員会をつくって運営。しかしどんぶり会計でやっていたのか、このとき経営がズタボロになっていた。

たてなおさなければならない。だれが適任か。看護師としての技量もあり、さらに聡明で、管理

経営能力にもたけたひと。フローだ。そしてみなさん、ローマで出会ったハーバート夫妻をおぼえているだろうか。

フローを推してくれたのはその夫人、エリザベス。しかもフローをバックアップするために、わざわざ療養所の委員会にもはいってくれたのだ。もつべきものは友だね。とうぜん、フローもノリノリになる。やってみたい。

しかしこのはなしをきいて、母のファニーと姉のパースは猛反対。なにが療養所だよ、汚らしい。パースがまたヒステリーの発作。だけどもうかまってはいられない。この家を出て、ロンドンで自立。そのためにはとにかく金銭面の支援がほしい。ディスっていいからカネをくれ。するとお父さんのウィリアムが、かわいい娘にひもじいおもいをさせるわけにはいかないと、毎年五〇〇ポンドくれると約束してくれた。

この時期の五〇〇ポンドというのは、現在の日本円でいうと七五〇万円くらいだ。どんだけもらってんだよ。とはいえ、療養所ではたらいてもフローに給料は出ない。無報酬なのだ。だから、この自費で家政婦をやとって生活をすることになる。はじめてのひとり暮らし。こういってもいいだろうか。女性が自立するには、年間五〇〇ポンドと自分ひとりの部屋があればいい。

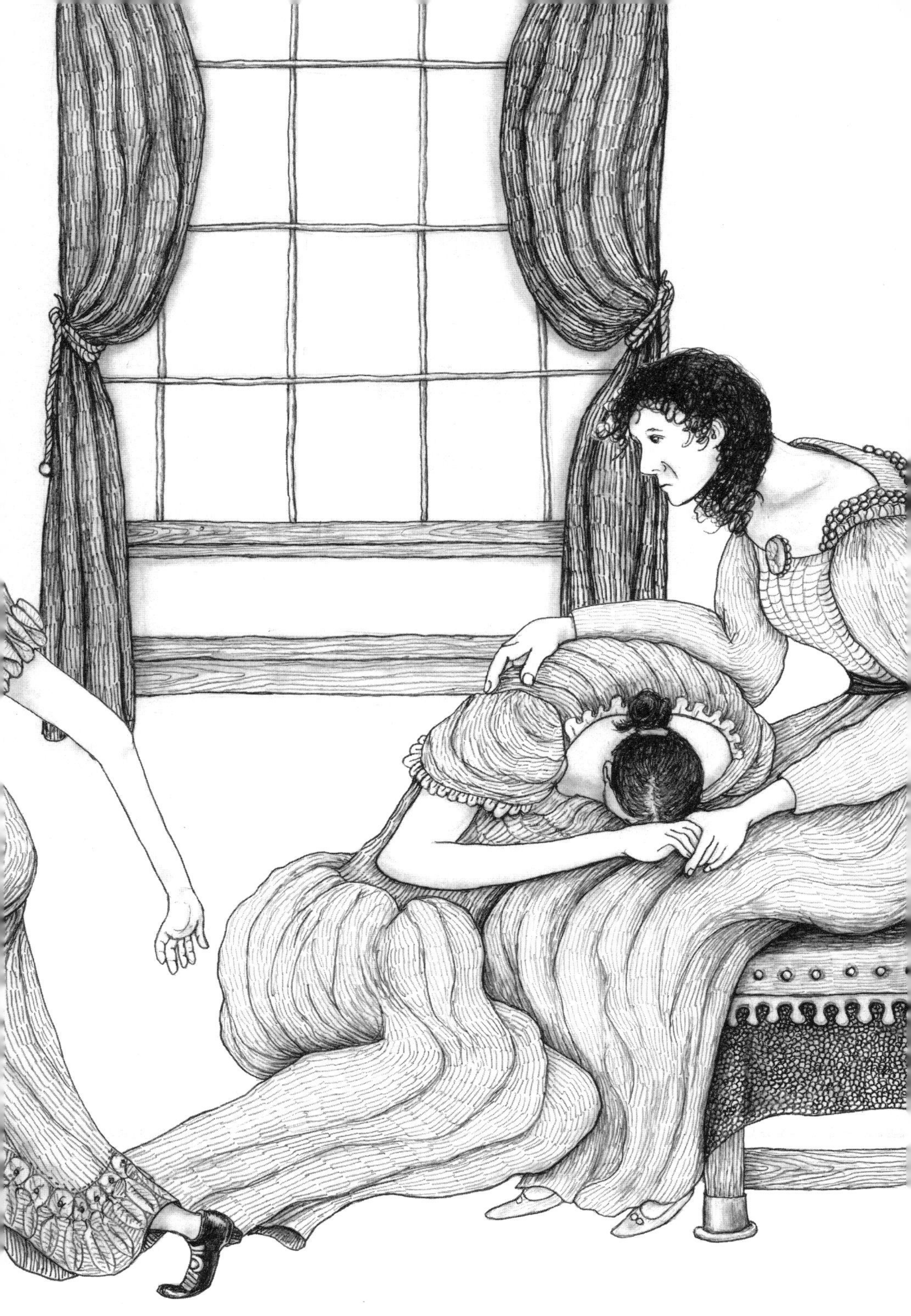

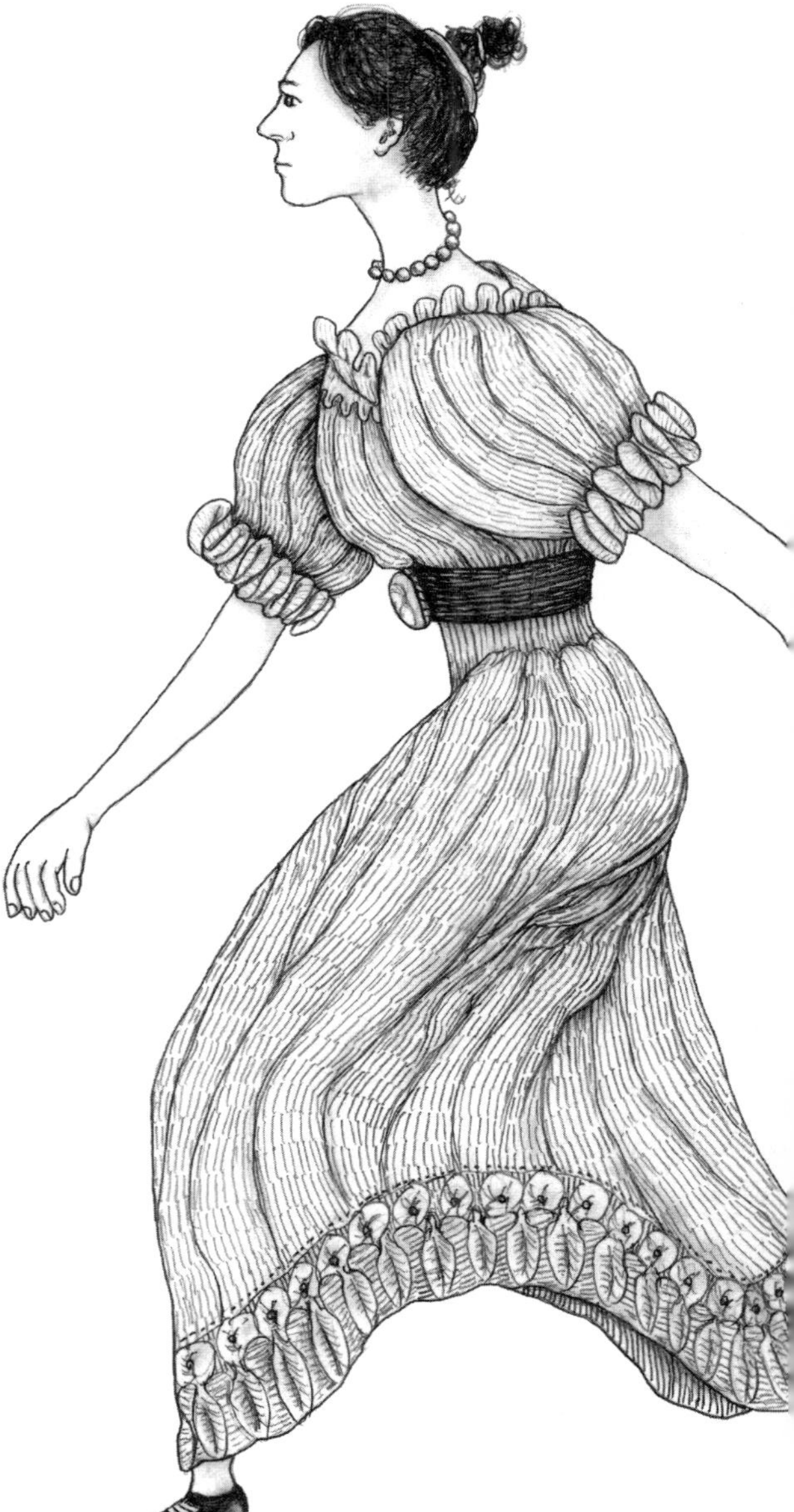

看護管理者としての才覚

一八五三年八月一二日、いざハーレー街へ。フローは療養所の管理責任者に赴任した。やってやる。まずは、この療養所をちゃんとした医療機関として機能させなくてはいけない。なにより、看護師を患者の世話に集中させたいのに、かの女たちはみんな雑務におわれてヘトヘトになっている。とくにしんどいのは食事を一階、二階と、のぼりおりして運ぶことだ。ならばとフローが知恵をひねる。だったら、一階と二階を上下するリフトをつくっちゃえばいいじゃないか。そしたらとてもらくちんだ。天才。現在では、飲食店でもふつうにもちいられるようになっている。配膳用エレベーターだ。

配膳のことだけじゃない。フローは食事そのものをだいじにしていた。食事しだいで患者の体力が回復するかどうかがきまる。調理器具を上等なものにかえよう。質のよい食材を手にいれよう。適正価格で販売してくれる業者をえらぶ。

あとは患者対応だ。入院患者一人ひとりにベルをつけ、必要なときに看護師をよべるようにした。ナースコールである。いまだとあたりまえになっているが、これはフローが考案したものだ。すごすぎる。そしていくら費用がかかってもいいからと、シーツをすべて新品にかえた。不衛生なシーツが病気の源だ。清潔にしてください。

ナイチンゲールの発明品

配膳用エレベーター
ナースコール

では、本人はどんな看護をしていたのか。フローは患者のために足をさすったり、体位をかえてあげていたらしい。当時、そんなことをする看護師はいなかった。ちゃんと薬をつかっているかチェックしてまわり、ときに患者を元気づけるためにポケットマネーでうまいものを食わせる。重症患者でうごけないものには手紙の代筆もしてあげた。いたれりつくせりだ。

だけど、管理責任者としての合理的な一面もあって、治った患者が療養所にいすわらないように、すぐにおいだしていたらしい。経費節減というのもあるが、居心地がよすぎて残りたがる患者がおおかったのだ。かまわずガンガンおいたてる。その代わり、病院を出ても貧しくて食っていけない女性には経済支援もしてあげた。

無希望、上等

なんかすごい看護師がいるぞと、話題になったのだろう。有名医師、ボーマン博士からもお声がかかる。こんどクロロホルム麻酔をつかって、ガンの手術をやるんだけど、きみ、助手をつとめてくれないかと。当時の最新医療なのだ。

もちろんオッケー。手術も成功。よほどやりやすかったのだろう。ボーマン博士から、うちの看護師長になってくれませんかとさそわれた。わあ、うれしい。おねがいしますと返事をしようとおもっていたやさきのことだ。

一八五四年の夏。イギリスでコレラが大流行。とりわけ、下水設備のない貧民街で感染爆発だ。ロンドンでは患者ばかりじゃない。世話をしていた看護師も感染して、バタバタたおれて死んでいた。パンデミックだ。これはいけない。八月、フローは志願してミドルセックス病院にむかった。

貧民街から続々とコレラ患者がやってくる。死亡率がたかい。死の恐怖と苦しみで半狂乱になった患者たち。たすけて、たすけて、たすけてよ、おねがいだからたすけてよ、神よ。たすからない。なにもできない。

それでもフローは昼夜をとわず、患者たちの世話をした。衣類をかえる。テレビン油の湿布をする。それしかできない。治せない。ただ続々とひとが死んでいく。どれだけのひとを看取ったことだろう。死、死、死、死。

救いたい。だが尽くしても、尽くしてもたすからない。ただ治療なき医療をほどこすだけなのだ。フローはおもう。いったいこんなことになんの意味があるのだろうか。あれか、これか。希望の選択肢など、どこにもない。

どうせなにもできないのだ。どうせ、どうせ。だったら、なんでもやってやる。成功も失敗もなんにもない。恥も外聞もなんにもない。無希望、上等。理由なしにあたえよ。あたえるがゆえにあたえる。はたらくがゆえにはたらくのだ。看護をするのにわけなどいらない。群れをなす人々のなかで誰かが叫んでいる。神の道を整えよ。ナイチンゲールはこういった。あれでもなく、これでもなく。

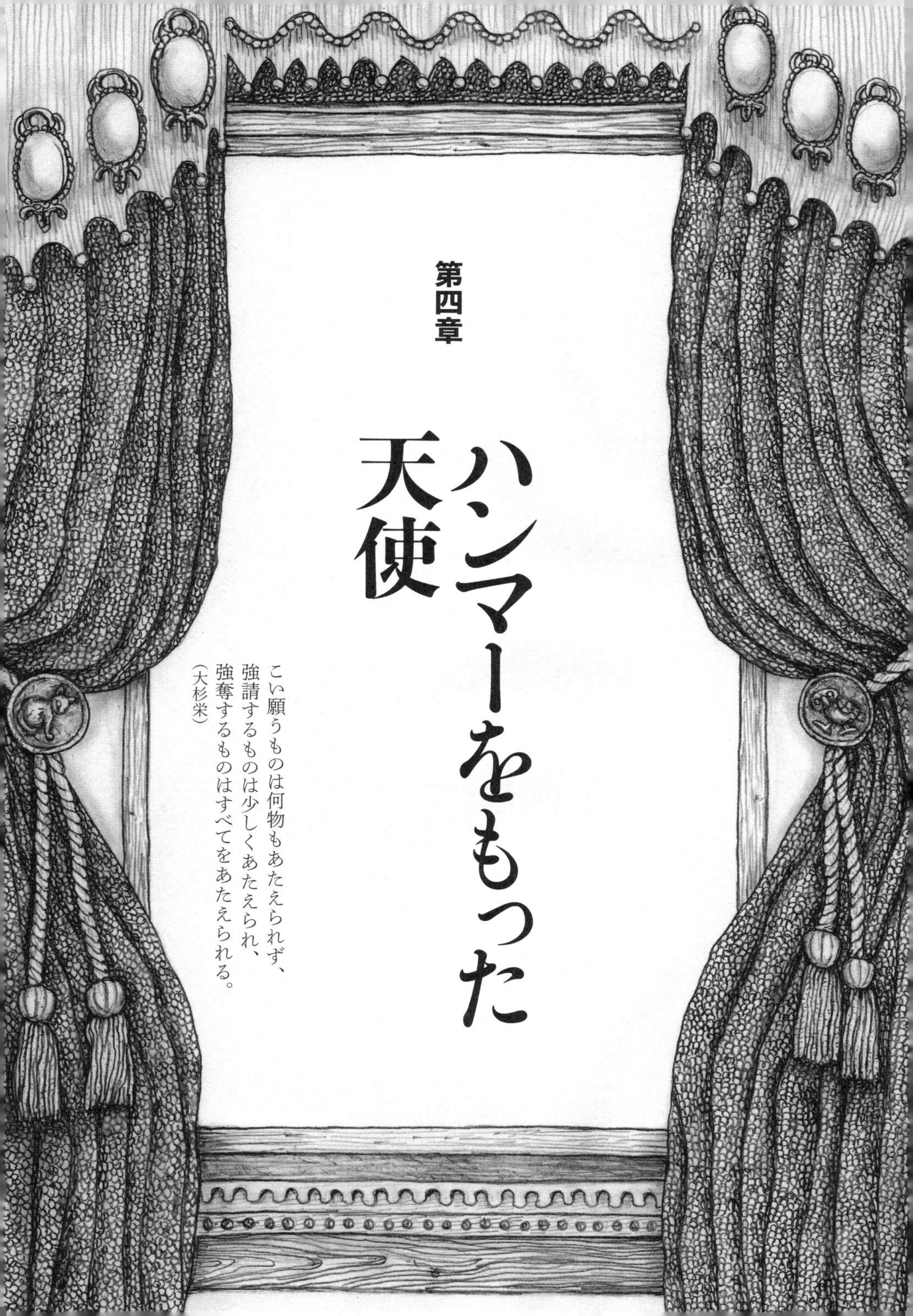

第四章

ハンマーをもった天使

こい願うものは何物もあたえられず、
強請するものは少しくあたえられ、
強奪するものはすべてをあたえられる。
（大杉栄）

はじまりのクリミア戦争

ところで、そろそろ家族のはなしも少なくなってきたので、フローレンスのことをナイチンゲールとよばせていただきましょう。いざ、まいらん。

ナイチンゲールがロンドンのハーレー街で、看護の仕事にとりくみはじめたころだ。一八五三年七月、ロシアがオスマン帝国にむけて進軍開始。あっというまに黒海の西側地域を占領してしまった。いまでいうとモルドバやルーマニアあたりだ。これをうけて一〇月、オスマン帝国がロシアに宣戦布告。

しかしロシアの勢いはとまらない。一一月には、ロシア艦隊が黒海南岸の港、シノープを奇襲。オスマン艦隊を破壊しつくした。ヤバい。このままではロシアの領土拡張がとまらない。危機感をつのらせたイギリスは、オスマン帝国を支援。一八五四年三月、フランスとともにロシアに宣戦布告した。

主戦場になったのは、クリミア半島。イギリス、フランス連合軍は、黒海沿岸でのロシアの軍事拠点をたたきにいく。軍事要塞、セヴァストポリを包囲せよ。クリミア戦争のはじまりだ。

ちなみに、これだけだと一方的にロシアがわるいようにおもえるかもしれない。もちろん、ニコライ一世が南下政策をかかげ、領土拡張の野心をもっていたのはたしかだ。とくに黒海沿岸。不凍港の獲得はロシア積年の夢である。

しかしきっかけをつくったのはフランス。ナポレオン三世がオスマン帝国に圧力をかけ、その領内にあったキリスト教徒の聖地ベツレヘム、とりわけイエス生誕教会の管理権をにぎったのだ。なにせカトリックのおおいフランスだ。よくやったとナポレオン三世に熱狂的な支持があつまる。人気とりだ。

これにニコライ一世が激怒。ロシアはおなじキリスト教でもカトリックとは対立していたロシア正教会だ。ベツレヘムはかれらにとっても聖地である。ニコライはいう。野蛮なカトリックどもが、われらの聖地を侵略したぞ。近隣には、たくさんの正教徒がくらしているのに。たすけにいかなければ。侵略じゃないよ、自衛だよ。そういって侵略戦争にふみきっていく。

さて、このクリミア戦争。近代戦のはじまりともいわれている。最新テクノロジーを駆使した兵器が勝敗をきめる。塹壕戦もはじまる。どれだけ射程距離がながく、精度のたかい銃をつくれるのか。

かんたんにもちはこべる長距離砲もほしい。敵の塹壕をつぶすために、蒸気機関の戦車を投入し、銃弾をものともせずにうごいていく。つかわれなかったけど、すでに毒ガスまで開発されていたという。

それまでの戦争とは火力がちがう。だから、めっぽうひとが死んだ。ロシア側もいれると、死者数は七五万人。イギリスだけでも全軍一一万人のうち、二万人ちかくが死んでいる。というか、ケガをして免疫力がおとろえるなかでの塹壕戦だ。三密上等。とうぜん感染症もひろがっていく。

二〇世紀にはいると、その規模がどんどん拡大していく。テクノロジーを加速させ、すごい殺戮兵器をつくりたい。いきつくさきは第一次世界大戦だ。大砲や爆弾で人肉を破裂させる。毒ガスで大量虐殺。塹壕戦をつづけているうちに、インフルエンザでパンデミック。スペイン風邪で五〇〇〇万人ものひとが死んだ。文明のいきつくさきは破滅だよ。はじまりのクリミア戦争。

「タイムズ」の生々しい記事にくぎづけ

さらにこの戦争から通信技術が向上し、電報をうてば、わずか数時間で現地の情報をロンドンに送ることができるようになった。これで注目をあつめたのが新聞だ。とくに「タイムズ」の発行部数は、七万部。他の大手三紙をあわせてもかなわないほどで、当時としては圧倒的だった。

その「タイムズ」が軍に戦争特派員を同行させ、政府の公式発表にはないリアルな情報を送ってくる。その記事にみんなくぎづけになった。とりわけ記者、ウィリアム・ハワード・ラッセルがつたえる衝撃の事実に、イギリス中が騒然となる。一八五四年九月二〇日、アルマの戦いだ。

この日、クリミア半島にのりこんだイギリス、フランス連合軍は、アルマ河付近でロシア軍と激突。激戦のすえ、からくも勝利をおさめるのだが、そのあとのイギリス兵の状況があまりにも悲惨だった。ちょっとラッセルの記事を引用してみよう。

ある兵士たちなどは、その傷を医師に触れてももらえないままに一週間も放置され、また、悪臭に満ちた船内を巡回する外科医に死にもの狂いでしがみついても顧みられもせず、厄介者のように振り払われて、苦しみ悶えながら死んでいかねばならない兵士たちもいた。それどころか、救貧院病院でさえ備えているようなごく普通の医療器具さえも欠いていたことや、英軍の軍医たちが傷の手当てには布ぎれが必要だということを忘れてしまったがために、この兵士たちはむざむざ死んでいかねばならなかったということが、今初めて判ったのである。[31]

生々しい。兵舎病院に担ぎこまれる負傷兵たち。だが、一日に五〇〇人、一〇〇〇人とはこばれてくると、病院はすぐに物資不足。医者もたりなくて、一週間たっても、二週間たってもみてもらえない。

仮にみてもらえても、消毒液もクロロホルム麻酔もなしに手術をするのだ。ベッドも不足していて、重傷者たちが不衛生な床にころがっている。替えの下着も包帯もなく、血まみれになった兵士たちが半裸でうめいている。

31……セシル・ウーダム・スミス『フロレンス・ナイチンゲールの生涯（上）』（武山満智子、小南吉彦訳、現代社、一九八一年）一八九頁。

しかもコレラが流行し、下痢をして汚物にまみれた衣服でそうしているのだ。感染爆発。ケガ人が病院にきて病人になる。お腹がいたいよう。苦しみもだえ、だれにも看取られずに死んでいく兵士たち。あきらかな医療崩壊だ。

いったい、軍と政府はなにをやっているのか。なんの準備もせずに、戦争にのぞんだというのだろうか。記者のラッセルは怒りをこめてありのままの事実をつたえた。さらに、ほかの記者もつづける。

フランスの兵舎病院をみてきたら、ぜんぜんちがうぞ。フランス軍には、シスター・オブ・チャリティから看護団が派遣されている。訓練された医療スタッフがテキパキと負傷兵を看護している。それにくらべて、イギリスの惨状はなんだ。医療スタッフは素人同然じゃないか。貧しい兵士たちは見殺しかよ。ふざけんな。

クリミアの天使をつくれ

一連の新聞報道をうけて、イギリスでは猛烈な政府批判がまきおこる。無能な政治家や軍人たちのせいで、ムダに国民の血がながれている。責任をとれと。隠したかった軍の内情をバラされて、政府は「タイムズ」にご立腹。だけど、気づいていたはずだ。マスメディアに煽られた愛国心の高揚に。

新聞報道をつうじて、戦争がひとにぎりの統治エリートだけのものではなくなった。いまや国民みんなが戦争に関心をもっている。みんなの戦争だ。しかも戦争をやめろといっているのではない。ちゃんとやれといっているのだ。ヘタに弱腰になって戦争をやめようとしたら、なにをしでかすかわからない。

いいかたをかえれば、この国民感情さえつかめば政府はやりたい放題。友か、敵か。敵であるロシアの脅威をまくしたて、好戦的愛国心を煽っていく。われわれの生命と財産。その利益をまもるために、あの非道な敵をセンメツしよう。

あとは友の美談を描くだけだ。身をかえりみずに、友を救う。国民的な英雄。だれもが涙をながして拍手喝采をおくってしまう。わたしもそうなりたい。そういって、すすんで税をはらい、われもわれもと戦地におもむく。神か、天使か。そんな現代のジャンヌ・ダルクをつくりだしたい。

そしていま、新聞でヤバいといわれているのが医療である。ときはアバディーン内閣。このとき戦時大臣に選出されたのが、あのシドニー・ハーバートだ。ちなみに当時、陸軍には陸軍省と戦時省のふたつがあって、おもに財政を担っていたのがこの戦時省だ。やることはもうきまっている。われらの手でクリミアの天使をつくるのだ。

ちゃんといっておくよ。ナイチンゲールにとって、そんな政府の意図はどうでもよかった。むしろ国民的英雄なんて拒否したい。だって、クリミアにいったのは戦死者をなくすためなのだから。身もふたもないことをいえば、戦死者が出るのは戦争のせいだ。究極的には戦争をとめなければ、戦死者はいなくならない。もし愛国心が戦争を後押しするならば、それを高揚させる英雄の役割なんてまっぴらごめんだ。

だいたい、ひとの命を救うのに友も敵もない。たすけられるなら敵だってたすけたいのだ。たとえその敵を救ったことで、自分や同胞が殺されることになってしまったとしても、だ。たすけちゃえ。

もっといえば、国民のためになるから看護するんじゃない。戦争協力で女性の権利がみとめられるからたすけるのでもないし、看護師の地位がたかまるからそうするのでもない。利益も見返りもない。ただ自己無化して、他人に手をさしのべるのだ。はたらくがゆえにはたらく。看護に理由はいらない。

さて、前置きはこのくらいにして、そろそろ物語にはいりたいとおもう。ナイチンゲール伝説のはじまりだ。なにが天使かよ。

たすけて、ナイチンゲール！

一〇月九日、「タイムズ」にラッセルの記事が掲載されると、ナイチンゲールはいてもたってもいられなくなった。少人数でもいい。わたしが看護団を率いて、クリミアにいくのだ。自費でいく。すぐに行動にうつした。

支援者をつのり、看護師の精鋭をあつめる。政治家をたずねて、現地の医師に紹介状をかいてもらう。三日のうちに出発の準備をととのえた。はやい。だが懸念していることがある。いま国中から責任をとわれ、一身に非難をあびているシドニー・ハーバートだ。ナイチンゲールにとっては、妻のエリザベスとともに大親友。

もしここでクリミアにいくといったら、おまえもわたしを非難しているのかとおもわれてしまうかもしれない。親友をおいつめたくない。なにもいわずに、でかけてしまおうか。だけど、ハーレー街の医療施設に推してくれたのもエリザベスだ。クリミアにいくなら、その契約を解除しなくてはならないし、直接会って、あたまをさげて辞めさせてもらうのが筋だろう。

一〇月一四日朝、ナイチンゲールはハーバート夫妻の自宅をたずねた。留守だった。どうも二人で海沿いの街にでかけたらしい。のんき。ナイチンゲールは、エリザベスに宛てて手紙をかいた。せっかくあてがってくれた仕事をほったらかしてすみません。あとはよろしく。そしてこういうのだ。

私はタイムズ紙の記事を全部信じているわけではありませんが、しかし私たちが行けば、気の毒な傷病兵たちのお役に立てるだろうと信じています。[32]

32……セシル・ウーダム・スミス『フロレンス・ナイチンゲールの生涯（上）』（武山満智子、小南吉彦訳、現代社、一九八一年）一九二頁。

しかしこの手紙がとどくまえ、一〇月一五日にシドニー・ハーバートもナイチンゲールに手紙をだしていた。戦地の医療崩壊でバッシングされていたハーバート。さっきもいったけど、この国民感情をひっくりかえして、愛国心を政府にひきよせたい。俺がクリミアの天使をつくるんだ。

もちろん、だれでもいいわけじゃない。すでにわたしにいかせてほしいという志願者はいたのだが、あきらかに医療の経験がない。そんなものがいくら感傷的になって戦地におもむいても、なんの役にもたたないのだ。看護師としての経験と実力をかねそなえ、ひとをたばねる力をもった女性。このひとをみよ。

ハーバートはこういった。

たすけて、ナイチンゲール。戦地の病院がたいへんなことになっています。すでに包帯やシーツなどの物資不足は解消しました。医官も外科医も派遣しました。ですが、看護師がたりません。つきましては、あなたにこれから派遣する政府の看護団を率いていただくことはできないでしょうかと。

ようするに、私的にではなく、政府公認の看護団としてクリミアにいってほしいといっているのだ。安心させようとしているのか、こうもいっている。

なにも銃弾とびかう戦場にいけといっているのではない。われわれはクリミア半島の対岸にあるオスマン領、スクタリに巨大な兵舎病院をかまえている。あなたにはそこをたてなおしてほしいのだと。スクタリを救ってくれ。

看護団の総監督に就任

このさい、ハーバートは政府の代表者として、三つのことを約束をした。

（一）看護師の全権をナイチンゲールにゆだねる。
（二）必要な物資があれば、いくらでも政府に請求できる。
（三）軍医の全面的な協力をえることができる。

さらにハーバートはこうつけくわえた。

もしこの計画が成功した暁には、われわれの手にあるもの総てを受けるに値する人びとに、測り知れぬほどの善が施されることになるでしょう。そして偏見は打ち破られ、良き先例が打ち立てられ、それは時代とともに善を増し加えていくことでしょう。[33]

33……セシル・ウーダム・スミス『フローレンス・ナイチンゲールの生涯（上）』（武山満智子、小南吉彦訳、現代社、一九八一年）一九五頁。

これは看護の歴史をぬりかえるチャンスですよ。いまここであなたが活躍して、国民の注目をあつめれば、看護師の地位は劇的に改善されるでしょう。これってあなたの志そのものですよね。やっちゃえ、ナイチンゲール。

この手紙をよんで、ナイチンゲールはどうおもっただろうか。シャラクセエ。この期におよんで見返りなんてどうでもいいんだよ。だけど、せっかくこれだけの権限をくれるというのだ。政府公認となれば、さすがに現地で無視されることもないだろう。もらえる権限はもらっておくまでだ。ひきうけた。

一〇月一九日、ナイチンゲールは「トルコ領における英国陸軍病院の女性看護要員の総監督」に就任。ながい肩書きだね。派遣される看護団のトップになったということだ。二一日にはもう出発するという。しかしやっかいな問題もあった。もともと少数精鋭でいこうとおもっていたのに、四〇人はつれていけというのだ。まいった。

さっそくハーバート夫妻の家に、クリミア看護派遣団の本部をつくる。そこで面接をして、人選だ。忙しくしているナイチンゲールをたすけようと、友人たちが骨をおってくれた。そのひとりがメアリー・スタンリーだ。かつてローマで知りあって、おなじく看護に興味をもっていたことで意気投合。

しかもおなじくイギリス国教会に属しながらも、カトリックにひかれていて、例のマニングさんのお世話になる。しかしナイチンゲールが異端視されたのにたいして、スタンリーは教会のおしえに従順だったようだ。あとでまた出てくるので、ちょっと名前をおぼえておいてほしい。

メアリー・スタンリー（一八一三〜一八七九）……志をともにする友だち!?

もうひとり、人選にあたってくれたのがブレースブリッジ夫人こと、セリナだ。いつもながらありがとう。もう、われもわれもと志願者があつまってたいへんかとおもっていたが、意外とそうでもなかった。けっきょく、選ばれたのは、四〇人に満たない三八人。うち病院で看護経験のあるものは一四人だ。

のこりの二四人は尼さん。一〇人がカトリックで、一四人が国教会派。しょうじき、ナイチンゲールにとって、看護の腕さえあれば宗派など関係なかった。だけど国教徒やプロテスタントがおおいイギリスで、カトリックの尼僧を一〇人も選んだのはおおごとだったようだ。ほんとうにどうでもいい。

なによりナイチンゲールは、カトリックの看護の伝統に敬意をはらっていた。医療技術というよりも、信念をもって集団でうごくその力に。だから、ロンドンの「バーモンジー女子修道院」から、修道院長のメアリー・ムーアがきてくれるというのは、マジでありがたかった。病人の看護から、障害者の介護、ホームレスの支援。そのノウハウをもっていたからだ。こころづよい。

このあと、ふたりはスクタリでタッグをくみ、かたいキズナにおもいをよせて、共に地獄をのりこえていく。メアリー・ムーアはナイチンゲールのおもいをよく理解して、テキパキとカトリックの尼僧をうごかす。このひとなしではなにもできなかった。ナイチンゲールの懐刀なのだ。

いちおう、メアリーさんがふたりもつづいて、こんがらがってしまうかもしれないので、書いておこう。


メアリー・ムーア（一八一四〜一八七四）……カトリックの尼僧、ナイチンゲールの懐刀

準備完了、いくぜクリミア！

さて、メンバーが決定した。このほかに自費で家政婦のクラーク夫人もつれていく。料理がバツグンに得意なのだ。それに海外旅行といえば、このふたり。ブレースブリッジ夫妻もいっしょにきてくれるという。友よ。

しかしこれだけの人数をまかなうのに、ふところ事情はだいじょうぶなのか。地獄の沙汰もカネしだい。あればあるほどいい。政府からは一〇〇〇ポンドが支給。いまの日本円でいうと一五〇〇万円くらいだ。ケチだな。

もしたりなければ、自費でなんとかしよう。けっきょくクリミア戦争終結までに、自費だけでも七〇〇〇ポンドはつかったという。どひゃあ。

それに「タイムズ」が寄付金をつのっていて、タイムズ基金を創設。この時点で、九〇〇〇ポンドはあつまっていた。ほんとうは軍につかってもらいたかったのだが、兵舎病院の内情を暴露したことで、軍関係者から毛嫌いされていた。だれも基金をつかおうとはしない。そのため、このカネのつかいみちは、ほとんどすべてナイチンゲールにゆだねられることになった。やったぜ。

準備完了。バッチシだ。あと懸念事項があるとすれば、母と姉だろうか。反対されたらどうしよう。しかし心配ご無用だった。ナイチンゲールが看護団の総監督に就任したことを知ると大はしゃぎ。

この数日、かの女のスクタリいきは大々的に報道され、はやくも国民的な英雄に祭りあげられていたのだ。きゃあ、うちのフローが超有名人になっちゃった。誇らしい。やっぱり看護はだいじですね。さすが世間体のひとだ。

一〇月二一日、ついにナイチンゲール看護団、ロンドンを出発。とおもいきや、その直前に母と姉から一報がはいる。みなさん、フクロウのアテネをおぼえていますでしょうか。あのプラトンを食べてしまったアテネだよ。

そのアテネが死んでしまったというのだ。どうも世話をたのまれていた母と姉。フローのことで有頂天になり、エサやりをわすれてしまったらしい。餓死である。うう、アテネ。悲しい。もはやおもいのこすことはない。いくぜ、クリミア。こいよ、ナイチンゲール。夜、鳥たちが啼く。

ロンドン出発！ ダサかっこいいぜ、その制服

はなしをもどそう。一〇月二一日、ナイチンゲール一行はロンドンを出発。まずはフランスのブローニュに上陸した。そこから列車でパリにたちより、フランス最大の港湾都市、マルセイユへとむかう。

連日の報道で、フランスでも有名になっていたナイチンゲール。その姿をひと目みたいと、群衆がおしよせた。みちゆく先ざきに人垣ができて、ブラボー、ブラボーと歓喜の声がわきあがる。大人気だ。

せっかくの晴れ姿。みんなオシャレをしてあるきたかっただろう。ナイチンゲールは全員に制服を用意した。グレーの上着に白いタスキ。そこに赤字で「スクタリ病院」と縫われている。ダサい。でも、ダサすぎて目立つのがよかった。のちにスクタリにいってから、こんなことがあったという。ガラのわるい兵士たちがヘイヨーと看護師にからんでくる。絶体絶命。そのとき、ひとりの兵士が白いタスキに気づく。

「ヤ、ヤベエ。こいつはナイチンゲールの看護師だ」

その瞬間、兵士たちがビシッとなって、すみませんでしたとあたまをさげたという。おまえら世間の注目をあびているわれわれに手をだしたら、どうなるかわかっているな。このダサい制服には、

そんなメッセージもこめられていた。

もちろん、それだけじゃない。おなじ制服を着ることで、看護団の一体化をはかりたかったのだ。宗派のちがいも身分のちがいも関係ない、みんなこれから生死をともにする仲間だよ。とおもっていたら、やっぱり雰囲気がとてもわるい。フランスにきてから、看護師のあいだに亀裂がはしっていた。

病院からきた看護師たちが差別されていたのだ。かの女たちは、おもに下層階級の出身。とうぜんフランス語なんてわからない。夕食をとるにもフランス料理なんて食ったこともないし、メニューも読めない。マナーだってわからない。

あきらかに困っているのだ。なのに、そんな程度のひくい連中とははずかしくていっしょにいられないといって、上流階級の尼さんたちが、おなじテーブルにつくのを拒否したのだ。なにが隣人愛だよ。

ここでナイチンゲール。みずからすすんで、貧しい娘たちとご飯を食べる。あたりまえだ。かんたんな通訳をかって出て、食事のとりかたまで、やさしくめんどうをみてあげた。ありがとう。生まれてこのかた、カネもちにこんなに親切にされたことはない。いいはなしだ。しかし想像すると、ちょっと笑える。

だって、あのお嬢さま中のお嬢さま。ハイパーアッパークラスのナイチンゲールが、ファック、ファックと始終、下品なことばがとびかう食卓にやってくるのだ。どんな会話をしたのだろうか。

きっと、負けんじゃねえぞと檄をとばしていたことだろう。テメエら、むこうでいっちょうかましてやろうぜ。

スクタリで青ざめる

マルセイユにつくと、ナイチンゲールはすぐに物資調達にとりかかった。ハーバートは、陸軍の倉庫にはいくらでも物資があるからつかってねといっていたが、信用できない。新聞を読むかぎり、イギリス兵には食料がいきわたっていないのだ。くず粉、ワイン、その他、大量の食料品に、調理用のコンロ。買えるだけ買いこんで、船のなかにつめこんだ。ショッピング、だいじ。

一〇月二七日、マルセイユを出港。ここからまずコンスタンティノープルをめざす。ワクワク、ドキドキ。だが波は大荒れ。体のよわいナイチンゲールは船酔いで、死にそうになった。ゲロゲロ、吐いてとまらない。一一月四日の朝、コンスタンティノープルがみえてきたころには、もうげっそりしていた。

上陸すると、対岸の丘のうえにバカでかい兵舎病院がみえた。まるで巨大な要塞だ。方形の建物の四隅にほそながい塔がたっている。しかも外からはピカピカしてみえて、看護師たちのバイブスはぶちあがりだ。

看護師のひとりが声をあげる。「ナイチンゲール、到着したらすぐに気の毒な兵士たちの看護をさせてください」。しかし、ナイチンゲールはこういった。「いや、元気なひとには、まず洗濯だらいにむかってもらいます」。ガーン。

あっけにとられ、あぜんとしている看護師たち。かまわず、ナイチンゲールはすすんでいく。小舟にのって、いざスクタリへ。途中、ぶよぶよにふくれあがった馬の死骸が、波にざぶんざぶんとながされているのがみえた。それを喰らってやろうと野良犬の群れがワウワウと吠え争っている。

ボロボロの服をきて、必死になって丘をのぼっていく負傷兵たち。それを放心状態でながめている兵士の一団。地獄をみてきて、無気力になったというかんじだろうか。その様子に、看護師たちは息をのんだ。上陸し、雨でぬかるんだ急な坂道をのぼっていく。きつい。こんなけわしい道を担架ではこべるものだろうか。

やっとのことで兵舎病院の門をくぐる。ハロー。しかし徐々に青ざめていく看護師たち。きれいにみえたのは外見だけだった。なかは荒れ果て、さながら廃墟。とにかく汚いのだ。ひびわれたタイルばりの床。湿気で水滴がしたたりおちている壁。あとはただ六キロ、七キロとだだっぴろい廊下がつづいている。

しかもひろさだけがとりえなのに、その一画が砲弾をあびてズタボロ。つかえないのだ。地下室もあるが、そこにはおめこぼしで軍に同行していた二〇〇名ほどの女性たち。おおくは兵士の恋人や妻だ。そこでうまれた赤ん坊も暮らしていて、ひどいことにそこでもコレラが流行していた。うぎゃあ。

いじめか！ ぜんぶ変えてやる

さて、おもてむきは歓迎されたナイチンゲール一行。英国大使や軍医たちが笑顔でむかえる。遠路はるばるよくきてくれました、おまちしていましたよ、みなさんを大歓迎しますと。だけどうわべだけなのだ。だって、国から看護団が派遣されてきたということは、自分たちが無能よばわりされているようなものなのだから。内心、くやしくてたまらない。

そして心の底ではバカにしていたのだ。どうせ、お嬢さまがたの物見遊山だろう。ここは戦地だ。かよわい女どもになにができるものか。どうせこの地獄にたえられず、すぐに帰国してしまうだろうと。

それがすぐにかたちにあらわれる。どうぞ、ここで寝泊まりしてくださいといって案内されたのは、塔のひとつ。それまで、三人の軍医が泊まっていたところだ。そこに四〇人でくらせというのだ。いじめかよ。

とはいえ、ぜいたくはいえない。部屋わりだ。ナイチンゲールとセリナ（ブレースブリッジ夫人）は、物置小屋。家政婦のクラーク夫人は、台所に寝泊まり。あとは一四人の看護師に一室。カトリックの尼僧たちに一室。そして階段をのぼると、もう一室あったので、そこを国教徒の尼僧たちにあてがった。

とりあえず、荷ほどきだ。しかし、どこも汚くてほこりだらけ。掃除するにも水もバケツもない。どうしたものか。すると階上の部屋から悲鳴がきこえてくる。ギャア。みれば、なんとロシア将校のガイコツが転がっている。

だれかが武功にしようともちかえったのだろう。その遺体がそのまま放置してあったのだ。もしかしたら女たちにいやがらせをしようと、わざと置いておいたのかもしれない。なめやがって。

部屋には家具もなければ、寝具もない。食料も料理器具もなんにもない。はやく帰れといわれているようなものだ。自分たちは期待されていないのだとわかって、みんながっくりしてしまう。

しかし、はじめからそんなものだろうとおもっていたナイチンゲール。とりあえず、お茶にしよう。ブリキのたらいに紅茶をいれて、それをみんなにふるまった。おいしい。午後は紅茶なのだ。

ちなみに入れ物といえば、このブリキのたらいくらいしかなかった。水を飲むのも、洗濯をするのも、ご飯を食べるのも、ぜんぶこのたらいをつかうしかない。不衛生だ。しかも水不足で、井戸にならんでも、もらえるのはひとり一日、一パイント（五七〇ミリリットル）。これで洗い物もなんとかしろという。

これからどうしたものか。というか、ハーバートがいっていたことはみんなウソじゃないか。あいつ、だいじょうぶか。そうおもっていたら日が暮れた。ロウソクが不足しているというので、真っ暗闇のなかで睡眠をとる。ノミとシラミがうじゃうじゃしている。ネズミがカサコソ、チューチューとはしりまわる。

そんななか、床に転がって寝るのである。これを傷病兵たちもあじわっているのか。みんなが不安がるなか、ナイチンゲールはおもった。これからだ。ぜんぶ変えてやる。わたしがスクタリを救うんだ。

ナイチンゲールは動かない

しかし翌日も状況は変わらない。医師たちになにもさせてもらえないのだ。どうぞ、あなたたちはのんびり見学でもしていてくださいと。くそ。ナイチンゲールがいう。物資不足ときききました。買ってきた食料がたくさんあるので、よかったらつかってください。だがそれもうけいれられない。なぜ、そこまで。医師たちに煙たがられていたというのもあるだろう。だがそれだけではない。軍全体がピリピリしていたのだ。このすこしまえ、イギリス軍はロシアの軍港、セヴァストポリ攻略のあしがかりとして、ちかくのバラクラヴァを攻める。一〇月二五日、有名なバラクラヴァの戦いだ。

カーディガン伯爵ひきいる軽騎兵が、バンバン大砲をうちこんでくるロシアの砲兵隊にむかって、真正面から突撃をしかけたのだ。どうかしている。これでイギリス軍は勝利をおさめたものの、大損害。あたりまえだ。

重傷をおった兵士たちがどんどんはこばれてくる。しかもバラクラヴァをとって、これから戦争が本格化するというときなのだ。そりゃ、医師たちも異様な緊張感につつまれていたことだろう。

このカーディガン伯爵。イギリスでは武勇に優れた英雄として称えられている。そんなバカなとおもうが、日本でいう乃木希典みたいなものだろう。人の命をなんともおもわない軍神がさらなる戦争を煽っていく。

ちなみに、負傷兵がおおかったカーディガンの部隊。まもなく冬をむかえ、寒さしのぎにセーターを着たいけれど、ケガをしていてうまく着られない。ならばこれでどうじゃあと、カーディガンがセーターをぶったぎって前開きにした。そしたら、めちゃくちゃ着やすい。「カーディガン」の誕生だ。おしゃれ。

脱線してしまった。はなしをもどすと、目のまえに負傷兵たちがはこばれてくる。たすけたい。なのに、なにもさせてもらえないのだ。がまんできない。看護師たちが手当てにむかおうとする。そのまえにたちはだかるナイチンゲール。いわく。うごくな。われわれの方針はただひとつ。なにもしない。

これに看護師たちの不満続出。おまえには血も涙もないのか。手当をさせろ。だが、ナイチンゲールはみとめない。医師たちの指示なしではうごいてはいけない。クソみたいなはなしだけど、ここでかれらの自尊心を損ねてしまえば、かんぜんにハブられてなにもできなくなってしまう。

いや、それだけじゃない。いまこちらが妥協して、医師たちの命令をなんでもききますといってしまったら、この不衛生な環境のもとで、看護師たちがひたすらコキつかわれるだろう。そしたらなにも考える余地なんてなく、すぐに感染症にかかって死んでしまう。それだけは絶対に避けなければならない。待機なのだ。

もしかしてナイチンゲールの思想からしたら、なにも考えずに目のまえのひとを救わなきゃいけないんじゃないかとおもうひともいるかもしれない。神秘主義者は理由なしに行動するのだろうと。しかし、それだとナイチンゲールは考えなしにうごくひとだということになる。ちがうよ。

もちろん、はじめから大きな目標をたてて、そのためになにをなすべきかを考えてうごくひとではない。われわれの使命はこの国の看護師の地位をあげることであり、そのためにいまは我慢してこうしなければならない、とかね。

そんなことをいっていたら、ひとはかんたんに大義の奴隷になってしまう。それこそ、この国のために死ねといわれたら死にかねない。あやうい。

だから目標のことなんて考えない。むしろいまここで仲間たちと看護をするのに、どうしたらいいかだけを徹底的に考える。めちゃくちゃ合理的に方法を探っていく。いっさいの妥協はゆるさない。目的なき手段を思考するのだ。

きっと、それでも目的のようなものはうまれてしまうだろう。なんなら考えぬいた手段が目的になってしまう。たくさん救う、看護師も犠牲にしない、そのために。しかしだいじなのは、そういう目的にすら縛られないということだ。

ときに救えなくても救いにいく。身を滅ぼしても看護する。いざうごきはじめたら、目的なんて見失ってしまうほどガムシャラにうごく。なぜという問いなしに。それがナイチンゲールの神秘主義なのだ。

まずは分析、原因は三つ

さて、待機しているあいだに、ナイチンゲールは冷静になってあたまをフル回転。なぜこの兵舎病院の死者数がおおいのか。ひたすら状況把握につとめた。原因は三つである。まずい、たりない、きたない、だ。

(一)まずい　……食事がクソ、栄養がとれない
(二)たりない……物資不足、官僚制の弊害
(三)きたない……不衛生、とにかくくさい

まず、ナイチンゲールが重視したのが食事である。栄養がとれなければ、ひとは死ぬ。体力を回復することができないのだ。だけどイギリス軍には医療部隊がない。医療についても、調理についても、なんの知識もない、ただ雑用だけをこなす雑役兵が病人の世話をまかされていた。

その食事がひどかった。メニューはほとんど一択。なまぬるいお湯で肉を煮るだけ。ほとんど生肉だ。それをスープとして配るのだが、いちばんよい肉は調理している雑役兵が食べてしまう。あとはちょっとずつ肉をいれて、配布していくのだが、最後のほうになると、もう肉なんてない。骨だけはいったなまぬるい水。まずい。栄養がとれない。しかもそういうひとにかぎって、重病人だったりするのだ。というか、みんな下痢をしているのだ。もっとお腹によくて、滋養のつくものを食べさせてあげたい。

じゃあ、病人食はないのか。それが二点目のたりないだ。ややこしいいいかたになるけど、あってもないのだ。たとえば、倉庫にくず粉やワインがある。そして、さすがに医師たちも、重病人にはくず湯を飲ませろくらいの指示はだしている。だが、物資を管理しているのは、医務局とは別の部局。医師が指示したものを購入するかどうか、倉庫にあってもだすかどうかは、そこの役人がきめる。しかも現場の役人が必要だとおもってもダメなのだ。

いちど上にあげて、支給してよいという命令書がとどかなければだしてはいけない。だけどこの許可がなかなかおりない。なぜか。官僚制のロジックだ。もとより官僚制は合理性を追求するためにつくられている。この場合はコストの削減だ。

ムダをはぶけ。不必要なものは支給してはいけない。支給しなければしないほど、合理性が増していく。いくら滋養食をだせといっても、現場の役人たちがほんとうに必要かどうかをしつこくたずねてくる。そのあいだにひとが死んで、不必要になれば結果オーライ。経費削減だ。

　このはなし、いまの日本でいうと生活保護や難民申請をおもいうかべるとわかりやすいだろうか。生活保護の受給者がふえるほど、役所は非合理的とみなされる。だから役人たちは、世間体や恥じらい、家族の確執などあらゆる弱みにつけこんで、本人に申請をとりさげさせる。それで餓死したとしても、だ。

　あるいは、難民申請をうけつけるのは入管庁。不法滞在者をとりしまる役所だ。警察かよ。難民を犯罪者とみなし、強制送還すればするほど合理的。そりゃ、難民申請はおりないよね。だいじなことはただひとつ。入管廃絶！

　なにがおこっているのか。官僚制の弊害だ。合理性の転倒だ。ムダをなくすために、それ自体がムダになっている。官僚制とは合理性の追求であり、真の合理性とは不合理そのものにほかならない。

　あ、また脱線してしまった。三つめは不衛生だ。とにかく病院がきたない。そして臭いんだ。まったく掃除されていない廊下。ネズミが徘徊し、ノミやシラミ、南京虫などの害虫がうようよしている。いちどたりとも洗濯されたことのない汚れたシーツ。戦場でボロボロになり、血と泥に染まった衣服と包帯。

　便所も臭すぎて、だれも掃除しようとはしない。なにより病院を閉めきっているから、換気がわるくて、湿気で壁がベトベトになっている。カビだらけ。空気がこもり、異様な悪臭がただよっている。くさい、くさい。

ナイチンゲールにとって、この臭いはだいじだった。当時としてはまだ一般的だった、瘴気説をとっていたからだ。病の原因は悪い空気にあると。とにかく汚れた水や悪臭が漂っているところで、感染症がおこっている。ちゃんと換気をして、清潔にしていれば、病気になんてならないのだ。このころ、すでにコレラなどの感染症の原因として細菌説もあらわれていたが、まだナイチンゲールは信じていなかった。とはいえ結果的に、悪臭をさけるために換気をしたことで、しっかり感染対策になっている。換気、だいじ。

瘴気説……悪臭のせいで、病気になります
細菌説……細菌のせいで、病気になります

さて、そんな分析が固まってくると、ようやくナイチンゲールがうごきだす。とにかく食事だ。医師たちに声をかける。どうか重症者にかぎって、わたしたちに特別食をつくらせてくれませんか。しぶる医師たち。この病院にはキッチンがひとつしかない。邪魔になるからダメだよ。

しかし、ああいわれたらこういうナイチンゲール。じゃあ、わたしたちの塔にある自炊用のキッチンで調理します。食料も調理用のコンロも持参しました。それなら邪魔になりませんよね。うう、みとめざるをえない医師たち。

さっそく温かいワインいりのくず湯をつくる。バラクラヴァからはこばれてきた重症患者に飲ま

せてあげた。あ、あったけえ。兵士たちが感動している。ゼリーもあるよ。牛肉エキスでスープもつくれます。

すぐに医師たちに重宝されるようになった。だって、これが病院唯一の病人食なのだから。もっとほしい、もっとほしい。炊き出しになれた修道院長のメアリー・ムーアと、料理上手のクラーク夫人が指揮をとる。何人分でもどんとこい。

だが、この特別食ですら、医師の指示なしではだすことができなかった。あきらかに飢えて死にかけている兵士。かわいそう。看護師のひとりが食事をだしていいかというと、ナイチンゲールは許可がなければダメだという。このひとでなし。ひどいいわれようだ。それでもナイチンゲールはこういった。なにもしない。

地獄の季節がやってきた

はてさて、ここで好機到来。よいことではない。破局だ。地獄の季節がやってきた。一八五四年一一月五日、インケルマンの戦いだ。イギリス、フランス、オスマン連合軍は戦いに勝利したものの、損害は甚大。

とくにイギリス軍は、死者五九七名、負傷者一八六〇名とひどかった。しかもこのあと冬がちかづき、とつぜん寒くなってくる。弱った体に極寒の地。兵士たちがバシバシと倒れていく。

一一月九日、スクタリになだれをうって、ケガ人がはこばれてくる。いちどに五〇〇人。連絡がきたのは三〇分前だ。マジかよ。テンパった医師たちは、ついにSOSをだす。たすけて、ナイチンゲール。いいよ。

たぶんこうなることを想定していたのだろう。ナイチンゲールはすぐに準備にとりかかった。看護師たちに指示をだして、大きな袋にワラをつめさせる。これで簡易用のベッドをつくるのだ。それを病院中のベッドとベッドのあいだにしきつめていく。準備完了。これでいけるのか。

だが、その想定すらこえていた。あの巨大な兵舎病院が、簡易ベッドもふくめて、すぐにキャパオーバーになったのだ。通常、病院には二三〇〇名ほど収容されていたというから、三〇〇〇人ちかくになったのだろうか。

血と汚物にまみれた毛布にくるまって、はこばれてくる傷病兵たち。重傷者が苦しみもだえている。カオスだ。現場は大混乱。ぶっとおしではたらく医者もいたけれど、それでもぜんぜんみきれない。どんどん人が死んでいく。

たすけなくっちゃ。手術台もついたてもない、患者からまるみえの病室で手術。みんなで手足をおさえ、四肢切断だ。ギャア、やめてくれ。あまりの苦痛に悲鳴をあげる。目のまえで恐怖のスペクタクル。

それをみて、どんどん青ざめていく患者たち。たのむからもう死なせてくれ。これ以上、苦しいのはたくさんだと。ナイチンゲールはコンスタンティノープルに使いをだした。はやくついたてを買ってきて。

しかも人数が激増して、さらなる密集。病院がどんどん不衛生になっていく。とくにトイレは地獄だ。一瞬ですべてつまってしまい、その上からかまわずウンコとションベンをたらしこむ。トイレにいくと、もう汚水で足が埋まってしまうほどだ。それが隣の部屋までもれだした。やがてだれも近づかなくなる。

代わりに、病室や廊下に木のたらいがおかれ、それをオマルがわりにつかっていく。それがずっと放置されているのだ。すぐ隣には食用の肉も保管。きたない。寒くて換気もしないので、病院中がくさくなる。恐るべき悪臭だ。

とうぜんそんな環境にいたら、すぐにパンデミック。それまでは軽傷で、ピンピンしていたひとまでもが、下痢と嘔吐で倒れていく。すくなくとも一〇〇〇人は下痢で苦しんでいたという。お腹がいたい。

さらに増加していく木のたらい。もっと不潔に、もっと病気に。まもなくケガ人と病人のちがいがなくなっていく。病院は病人の製造工場なのだ。

ここから状況はさらに悪化していく。一一月一四日、ハリケーンだ。飢えと寒さに苦しんでいたイギリス兵を救うため、大型輸送船プリンス号がやってきた。だが、それが暴風雨で沈没してしまったのだ。冬用の防寒具、食料が一瞬で海のもくずと消えてしまった。ああ、あゝ。カタストロフなのだ。

イギリス軍、物資不足でどん底におちいる。それこそ兵士としてはつかえなくなった病人たちなんて二の次だ。医務局が食糧や医療器具、衣服をもとめても、ぜったいに軍はよこさない。おしまいだ。

よろず屋、ナイチンゲール

だが、ここから本領を発揮していくのが、われらがナイチンゲール。おもいだしてほしい。スーパー・ハイパー・カネもちなのだ。物資がなければ、買えばいい。なにせ当時、コンスタンティノープルは世界最大規模の市場であった。たいていのものは手にはいるのだ。地獄の季節もカネしだい。イギリス本国から送ってもらう必要なんてない。現地で調達すればことたりる。もちろん、軍はそうはいかない。なにを買うにしても、上からの許可が必要だ。だけどナイチンゲールはちがう。タイムズ基金をふくめ、個人で自由にできるカネがたくさんある。総額にして、三万ポンド。いまの日本円でいうと、四億五〇〇〇万円くらいだ。はっきりいっておこうか。ナイチンゲールは無敵なのだ。

男たちが困惑しているなか、ナイチンゲールは冷静に指示をだす。とりあえず、食料は大量にもってきたし、まずは大きなブラシ二〇〇本、それから大量にぞうきんを買いこんできてくださいと。

物資が到着すると、雑役兵にブラシをわたして床をみがいてくださいという。なにはともあれ、掃除なのだ。しぶしぶはじめる兵士たち。だけど、なかなか木のたらいだけは触ろうとしない。汚物のつまったあれである。くさいんだよ。

これを空にしてきてください。しつこくせまるナイチンゲール。決して声はあらげない。だが、やるまでずっとその場にいて、いいつづけるのだ。掃除しろ。どっちがさきに根をあげるのか勝負だ。圧勝である。

つぎは衣類の洗濯だ。冷水でそそいでみたが、これじゃシラミがとれない。ナイチンゲール、ボイラーを購入する。これで殺菌洗浄。さらに地下に住んでいた兵士たちの妻を洗濯所に雇い、ガシガシと洗わせていく。きれい、きれい、きれい。

兵舎病院がだんだん清潔になっていく。それにつれて、みんな気づきはじめた。ナイチンゲールにすがれば、なんでも手にはいる。あれもほしい、これもほしい。どうか、お願いいたします。ナイチンゲールはハーバート宛の手紙で、こういっている。「わたしはまるでよろず屋のようです」。

たとえば、本人がかいているだけでも、こんなものを購入している。下着六〇〇〇枚、靴下二〇〇〇足、ズボン下五〇〇着、上履き、皿、コップ、ナイフ、フォーク、スプーン、ブリキの浴槽、キャベツ、ニンジン、手術台、長イス、タオル、石けん、歯ブラシ、のみとり粉、ハサミ、便器、木枕などなど。実質的にナイチンゲールが物資調達、その管理責任者になったのだ。

さらに一二月上旬のことだ。軍から病院に、もう五〇〇人うけいれてくれないかと連絡がくる。ウソだろ。もうパンパンなのだ。どうするナイチンゲール。そういえば、砲火で破壊されたままの病棟があるじゃないか。あのスペースを修理すれば、一〇〇〇人は収容できるだろう。

そう提案してみたのだが、現場の軍医たちにはなにもできない。だれもその権限をもっていないのだ。こういうとき、組織の人間はうごけない。あたふたしているだけなのだ。ちっ、しょうがないな。ナイチンゲール、自腹をきる。二〇〇人の労働者を雇いいれ、病棟の補修と清掃にいそしんだ。すぐに完成。うけいれ、オッケーだ。

いざ傷病兵が到着すると、人数は五〇〇人どころではなく八〇〇人。だが問題はない。続々とはこばれてくる患者たちを補修された病棟にとおし、ホットワインいりのくず湯を飲ませる。あったけえんだから。ひとりの兵士が、こうつぶやいた。「ここは天国ですか」。地獄の季節のナイチンゲール。

あらゆる組織にファックといいたい

しかし、ここで邪魔がはいる。一二月一五日、メアリー・スタンリーひきいる新看護団、五〇人がコンスタンティノープルに到着したのだ。おぼえているだろうか。ナイチンゲールとは友だちで、急きょおこなった看護派遣団の面接も手伝ってくれたかの女である。そんなひとがきてくれたら心強いじゃないかとおもいきや、そうじゃない。ナイチンゲール、ぶちきれる。

なぜか。理由は三つだ。ひとつはなんの相談もなかったこと。ただでさえ、現在、四〇人。せまい部屋にギュッとなって寝泊まりしている。そこにいま以上の人数がやってくるなんて、きいてないよ。

二つめは、新看護団はナイチンゲールの指揮下におかれないということだ。メアリー・スタンリーがしきれるわけでもない。すべて医官長の命令をきくことになっている。この間、ナイチンゲールが痛感していたのは、軍組織の内部にかんぜんに組みこまれてしまったら、身動きがとれなくなるということだ。

もし新看護団が軍の命令をきくようになって、看護師はそうするものだとおもわれたら、だんだんと、いまの自分たちの独立した立場もなあなあにされてしまうだろう。感染するとわかっていても、命じられたら不衛生なままはたらかされる。物資も好きに買えなくなる。命令をまてと。いきつくさきは自滅なのだ。

三つめは宗教対立だ。まえにもいったが、メアリー・スタンリーはイギリス国教会に属していたけれども、マニングさんのおしえをうけてカトリックを信奉していた。ここがイギリスでの布教のチャンスだとおもった二人。欲をかいて、カトリックのシスターをたくさんつれてきたのだ。

そのおもわくを察してしまったナイチンゲール。ふざけんなよ。ただでさえ対立していた尼さんたち。ともに危機をのりこえ、看護のためならいたしかたなしと、ようやく協力関係がきずけてきたのに、もう台無しだ。

メアリー・スタンリーがくることを知って、やっぱり教会の意図をかんじとったカトリックのシスターたち。おもむろに兵士たちに勧誘をしはじめる。負けじとプロテスタントもそうするのだ。この忙しいときに、なにをやっているんだ。

ナイチンゲールはこうおもった。あらゆる組織にファックといいたい。あん畜生。軍も教会もクソくらえだ。おっと、口が悪くなってしまった。

だけどいいたくもなる。上からの命令をきいているだけではなんにもならない。目のまえで、だれも経験したことがない前代未聞の大惨事に遭遇しているのだ。いまここにいるわれわれが、もてる知識と技術をもちあって、やれることをやる、やれないとおもっていたことでもやるようにならなければ、対応できない。

よくこの一件で、ナイチンゲールは看護団のトップであることにこだわったのだといわれる。看護師にも軍隊みたいな指揮系統が必要なのだと。ナイチンゲール軍団。だがそうではない。ほんとうは真逆なのだ。

ナイチンゲールの集団観は、あくまでケア。患者に接するように、仲間たちとも共鳴、共感をかさねていく。共にうごいていくうちに、わたしがやっているのか、あなたがやっているのかわからなくなってくる。

近代的な医療知識をもった看護師としてのわたし。集団でうごくことが得意な尼僧としてのわたし。その境界線をとびこえて、わたしがあなたに没入していく。隣のあなたがやっていたら、おのずとわたしもやってしまう。

わたしの、だれかのコントロールをとびこえて、予測不可能な力でうごきだす。知らずしらずのうちに、相手のやっていることをトレースして、自分一人ではおもってもみなかったようなことをやりはじめる。どんどん自分がこわれていく。自分以上の自分がひきだされていく。やれる、やれる、もっとやれる、なんでもやれる、もっともっと。異様な力がひきだされる。

そうじゃなければ、こんなわけのわからぬ事態になんて対応できない。そして、そのためにはなにより上からの支配に屈従してはいけないのだ。未知の集団性を発揮するための秘訣はなにか。自律、だいじ。

ということで、ナイチンゲールは新看護団のうけいれを拒否。スクタリにくるなという。メアリー・スタンリーは大激怒だ。おまえ、友だちじゃないのか。カトリックのおしえをひろめる同志じゃなかったのか。

ここからはもう大ゲンカ。かたくなにスクタリへの上陸を拒否するナイチンゲール。わからず屋とののしってくるメアリー・スタンリー。けっきょく一月末に、新看護団は新設された別の病院にいくことになった。

しかし赴任した時期がわるかった。あまりの病人、あまりの死者。過労につぐ過労。精神的にもすり減った。くさい、きたない、たえきれない。もうムリすといって、三月にはイギリスに帰ってしまった。
きっと、ひどいあつかいをうけたメアリー・スタンリーは、こうおもっていたことだろう。くたばれ、ナイチンゲール。上等だよ。

女王への進言、官僚への怒り

だが、その間にもナイチンゲールへの兵士たちの信頼は絶大なものになっていく。一八五四年一二月六日のことだ。イギリスの女王ヴィクトリアがハーバートに手紙をだした。新聞報道でナイチンゲールの活躍をききました。わたしにもなにかできることはないか。本人の生の声をきかせてほしいと。

ハーバートから連絡をうけたナイチンゲール。すぐに女王に進言した。兵士たちは負傷すると、一日四ペンスの減俸をうけています。さらに病気になると、九ペンスの減俸。ひどすぎる。いまスクタリではケガ人と病人の境目がなくなっています。せめて、みんなおなじ四ペンスの減俸にできませんか。

もうひとつは、死んだ兵士たちのことだ。共同墓地がスクタリにあるのだけど、異国に埋められたままでは死者がむくわれない。オスマン帝国にたのんで、ここをイギリスのものということにできないでしょうか。

ナイチンゲールの進言はこの二つ。そのどちらもすぐにかなえられた。それをきいて、兵士たちは大よろこびだ。うおおお。神さま、仏さま、ナイチンゲールさま。バンザイ、バンザイ、バンザイ。ナイチンゲールフィーバーだ。

しかしここからがほんとうの伝説。翌年の一月から二月にかけて、マジの破局がおとずれる。絶望的にひとが死んでいくのだ。こういうのは数字のマジックで、いくらでもひどくみせられるのかもしれないが、それにしてもだ。

たとえば、スクタリの兵舎病院。二月の死亡率は、四二パーセントまで上昇。病院には常時、平均二三四九人いたのだが、この月の死亡人数は二三一五人だ。死、死、死。ほとんど死んでいる。なぜだ。これだけ病院を清潔にして換気もしているのに、それでもバシバシとひとが死んでいく。ほかに原因はないか。そういえば一月二日、いちどに一二〇〇人がスクタリの病院にはこばれてきた。そのうち八五パーセントが壊血病。

歯がボロボロとぬけおちて、指のツメがはがれている。あきらかなビタミン不足だ。なぜこんなことがおきたのか。物資不足だ。あるのにない、あれである。だって、これだけみんな栄養がたりなくて苦しんでいるのに、書類の不備を理由として、船一杯に積まれたキャベツが放棄されたりしているのだ。

あるいは、イギリス本国から一七万三〇〇〇人分の紅茶と、九〇〇〇キログラムものライムが送られてきて、倉庫に備蓄しているのに配られない。理由は常備食として支給してよいとの命令がないからだ。ふざけやがって！

とにかく病気になって、スクタリの病院にはこばれてきてからでは遅い。はや一一月。極寒のクリミア半島で野営している兵士たちは、ちゃんと温かい食事がとれているのか。防寒はできているのか。シャツやズボンはあるのか。すると、バラクラヴァの医師から至急、シャツを送ってほしいとの連絡がはいった。よしきた。

ナイチンゲールが直接、軍の倉庫におもむく。現地にシャツを送付したい。すると倉庫番の役人が在庫はないという。ウソだ。すでに二万七〇〇〇着ものシャツが陸揚げされたはずだというと、こんどは上の許可がおりなければダメだという。

じゃあ、急を要するので責任者をよんでください。前線にいる兵士たちが半裸でいるんですよ。そういうと遠方にでかけているからムリだという。不毛だ。けっきょく、ナイチンゲールは自腹でシャツを購入。バラクラヴァに送ってあげた。

ハンマーをもった天使、マルクスを動かす

しかしこれで堪忍袋の緒がきれた。しばらくして、またおなじようなことがあったときだ。ナイチンゲールはおもった。そういえば、ハーバートから軍の物資はいくらでもつかってよいといわれ

ていたよな。わたし、権限、ある。

ナイチンゲールは屈強な男たちをひきつれて倉庫にいく。手にはハンマーでももっていただろうか。いつものように責任者の命令がないとダメだというこっぱ役人。しかしナイチンゲールはこういった。わたしがその責任者です。

えっ。あっけにとられる役人。それをしり目に、ナイチンゲールが檄をとばす。野郎ども、やっちまいな。ヘイ！ 倉庫をこじあけて、なかにのりこんでいく男たち。うおお、いっぱいあるじゃねえか。つぎからつぎへと必要物資をもちさっていく。なにをやったのか。軍の物資を強奪したのだ。ヒャッハー。


このはなし、すぐに本国にもつたえられ、イギリス中の話題をかっさらった。なかでもえらく感動していたのが、カール・マルクスだ。このころドイツとフランスを追われ、イギリスに移住していたマルクス。日銭にこまり、『ニューヨーク・デイリー・トリビューン』紙のヨーロッパ特派員として記事をかいていた。

とうぜん、クリミア戦争やナイチンゲールのことにもふれている。たとえば、一八五五年四月一四日付けの記事でこうだ。


必要な補給品が目と鼻の先の倉庫にあるのに、その場には誰一人、自分の責任で緊急の必要に応じ、しきたりを破って行動する気概のある者はいなかった。それをあえてやった人

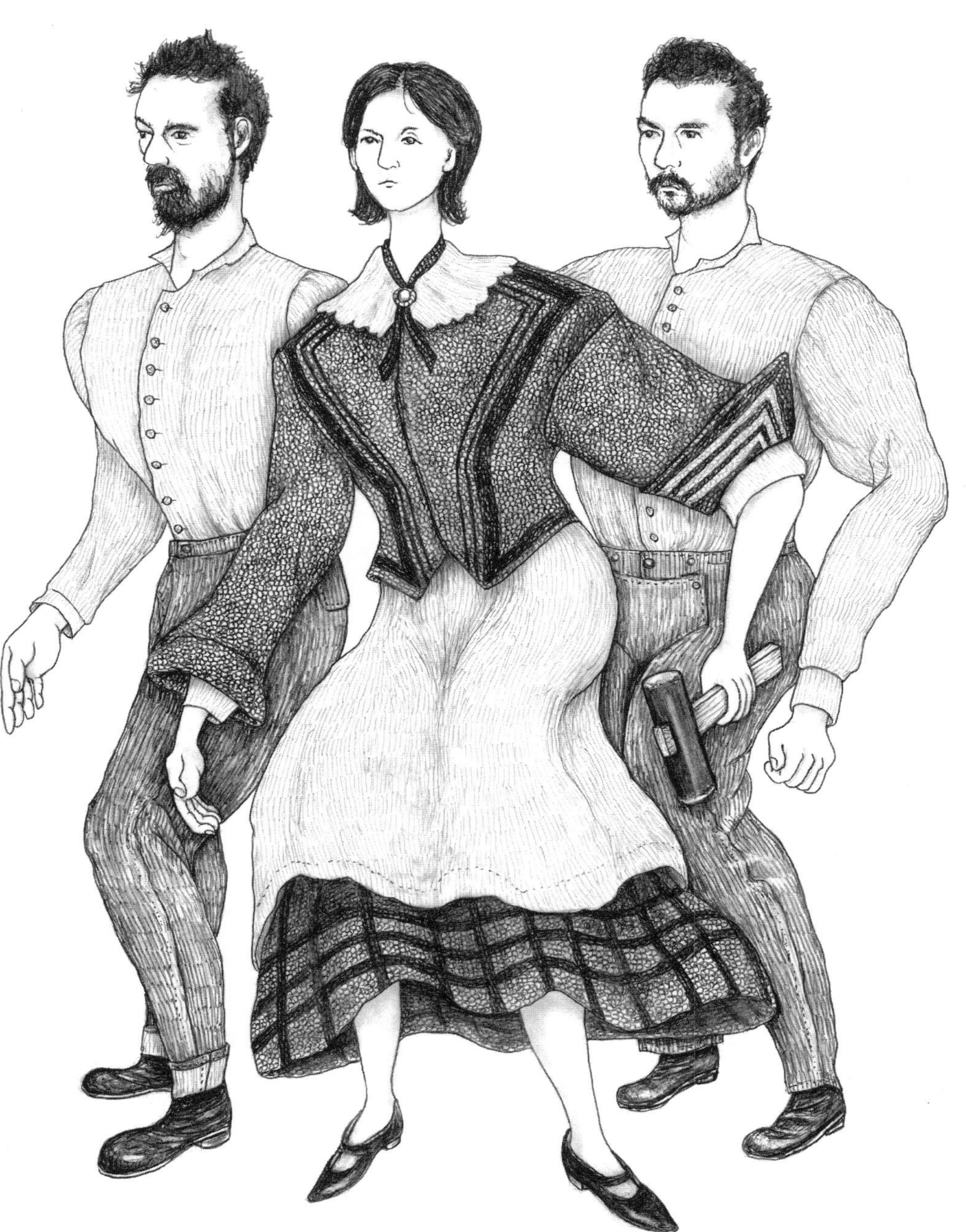

物が、ミス・ナイチンゲールだ。彼女は必要なものが倉庫にあることを確認すると、何人かの屈強な男を連れて、女王陛下の倉庫に押し入り、強奪した。[34]

マルクス、絶賛だ。おおくの兵士が飢えと病と寒さにうちひしがれている。だけど、かれらを救うための物資が目のまえにある。そしたらもう軍のしきたりも、女王の威光も関係ない。やっちゃえ、ナイチンゲール。

「女王陛下の倉庫に押し入り、強奪した」。このはなしが兵士だけでない、貧しき人びとの心をわしづかみにした。貧民をこきつかい、肥え太っているカネもち、貴族。みんなが食うにこまっているのに、その倉庫をひらかなければ、どうなるかわかっているなと。強奪者を強奪せよ。

こい願うものは何物もあたえられず、強請（きょうせい）するものは少しくあたえられ、強奪するものはすべてをあたえられる。ナイチンゲールが民衆のヒーローになった。暴れてうばって、はしゃいでばら撒け。ハンマーをもった天使はこういった。強奪はケアでしょ。

34……『ナイチンゲールの越境6・戦争　ナイチンゲールはなぜ戦地クリミアに赴いたのか』（日本看護協会出版会、二〇二一年）四〇ページ。

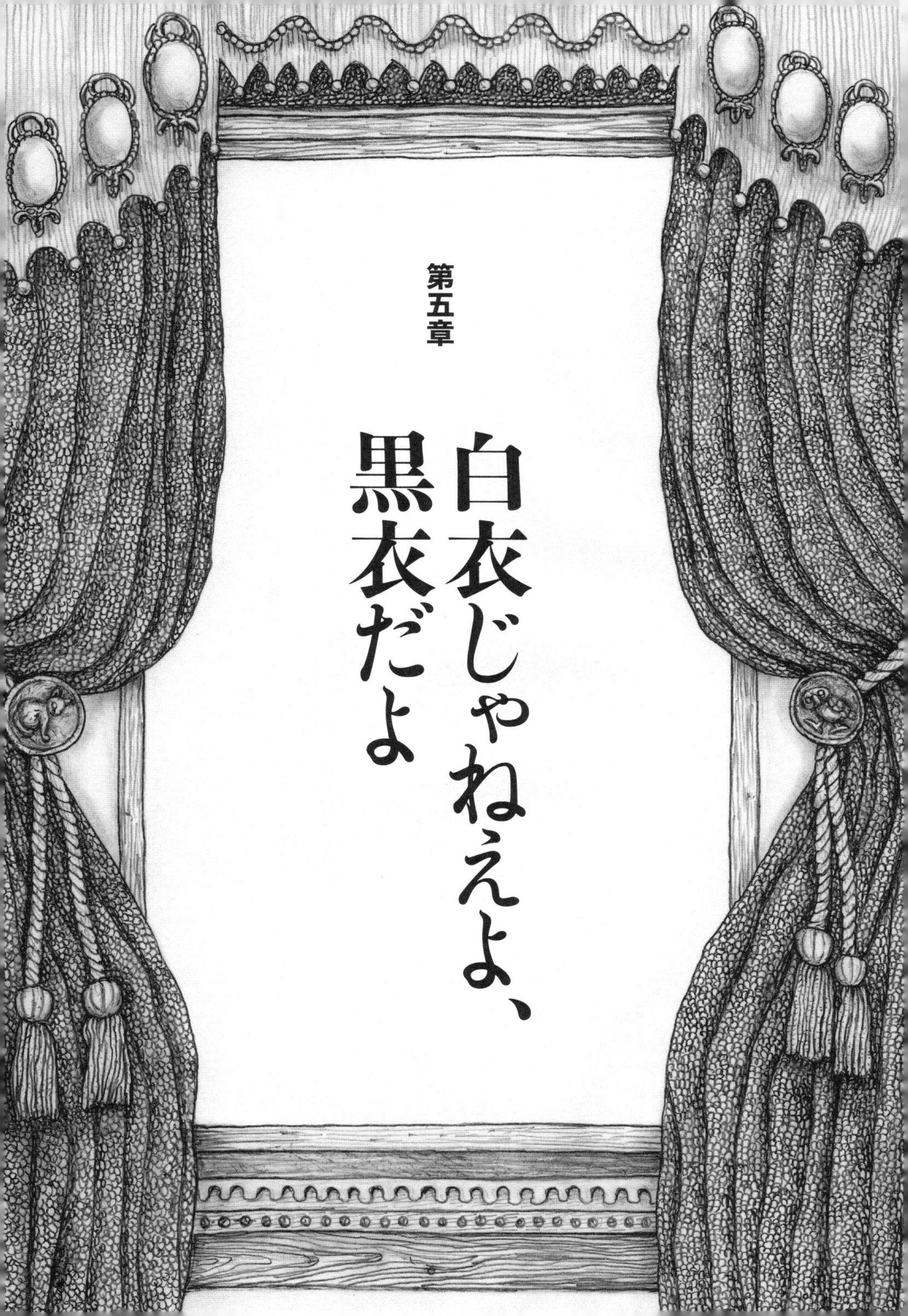

第五章

白衣じゃねえよ、黒衣だよ

死、死、死。いま、いま、いま。

ところで、舞台はいぜんとしてクリミア戦争。スクタリの兵舎病院だ。なだれをうってはこびこまれてくる傷病兵たち。そんな状況下で、ナイチンゲールはどんな看護をしていたのか。まいりましょう。

がんばらなくっちゃや。二四時間、はたらきます。というか、いきなり五〇〇人、一〇〇〇人とはこばれてきたら休憩なんてとれない。八時間ぶっとおしでヒザをつき、ケガ人に包帯をまきつづけることもあった。

阿鼻叫喚、大混乱の現場。それをとりしきっていたナイチンゲール。だれ一人として、重症患者をみのがさない。いっせいにはこばれてきても、みえているのだ。みているんじゃない、みえちゃうのだ。

おそらく意識を集中させて、患者を識別しているのではない。視界にモヤがかかったようになり、まるでレーダーで探知するかのようにみているのだ。そのときはわからなくても、あとからあそこに重症者がいたとわかってしまう。縄文人が狩猟採集をするのとおなじである。山伏かよ。

手足に深手を負った兵士がみえる。手足を切断しなければならない。兵士が恐怖でガタガタと震え、そして泣きわめいている。手術は嫌だ。もう死なせてくれ。そこにやってくるナイチンゲール。

なにもいわずに、ただだまって唇をかみしめて、そっと兵士の手をにぎる。すると不思議なことに兵士の震えがピタリととまる。おとなしくなって、こういうのだ。どうぞよろしくお願いします。

しかし、いくら看護してもたすからない。どんどんひとが死んでいく。だがそれでもやれることはある。看取り看護だ。ナイチンゲールのポリシー。目にとまった患者をだれひとり孤独に死なせない。

危篤状態の患者をみつけたら、とにかく横についていてあげる。だいじょうぶ、わたしがここにいるからと。家族になにかつたえたいことはないか。あれば手紙を代筆してあげる。生きてくれ。患者がねむったら、そのときだけはセリナが代わる。その間に、ナイチンゲールは仮眠。黒い革製のアウトドアチエアをつかっていたそうだ。そうやって、なるたけおおくの人たちを看取っていく。われひとりももらさじ。ナイチンゲールひとりで、二〇〇〇人以上は看取ったという。ハンパない。

死、死、死。怒濤のごとく死の波がおしよせてくる。だが患者の最期によりそい、その感情に没入していくのがナイチンゲールの看護だ。憑依につぐ憑依、そしてさらなる憑依。なんど生死の境をこえて、現世に舞いもどってきたことだろう。往って、往って、往って、往って、往って、生きまくれ。生きながらにして往生していく。

ナイチンゲールが生死をとびこえた。生から死へ。そんな将来をみすえた時間は消えさった。だって、いま死ぬんだよ。さきのことを考えて、いまを犠牲にするのはもうやめよう。いましかな

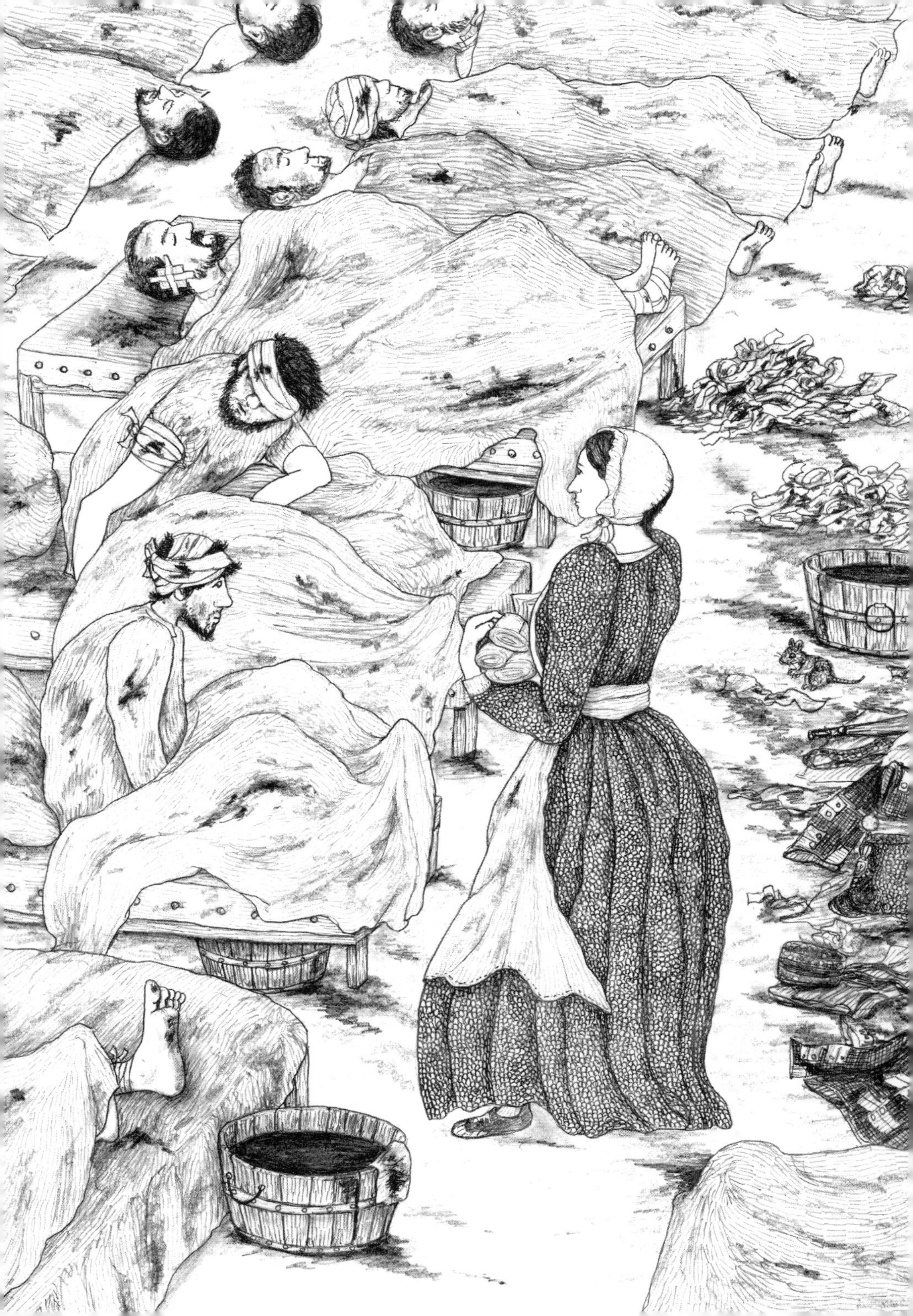

い。

いま、いま、いま。いまこの瞬間がすべてなのだ。時は満ちた。永遠のいまを生きる。いまここで燃え尽きてしまってもいい。命丸ごと賭けろよ。そのつもりで看護するのだ。がんばらなくっちゃ。よし、もう一回。

トルストイ、永遠の一秒

ちょっと脱線するよ。ときをおなじくして、おなじことを考えているひとがいた。当時、ロシアの将校だった文豪、レフ・トルストイだ。

このとき、トルストイはクリミア戦争に従軍。ロシア側で戦争のリアルをまのあたりにしていた。そしてそれを一本の小説にまとめている。戦地で執筆された『セヴァストポリ』三部作だ。

よみどころのひとつは第二部。「五月のセヴァストポリ」だ。ここでトルストイは爆弾でバンバンふっとばされていくロシア兵たちの一瞬を描いている。せっかくなので、すこし引用してみようか。

「伏せッ！」と誰かの声が叫んだ。

ミハイロフとプラスクーヒンは地面へひれ伏した。プラスクーヒンは眼を閉じながら、ただ爆弾がどこか非常に近いところで音高く堅い地面に打突かるのを聞いただけであった。

一時間にも思えた一秒が過ぎた。――爆弾は破裂しなかった。プラスクーヒンははっと思った。――自分は徒らに臆病な態度を見せたのではなかったろうか？ ひょっとすると、爆弾は遠くの方へ落ちたので、ただ彼にだけ、導火管がすぐそこでしゅうしゅういっているように思われたのかも知れない。彼は眼をあけ、ミハイロフが自分の足もとに身動きもせず地面にへばりついているのを見て、満足を覚えた。けれどもその瞬間に彼の眼は、わが身から三尺とはなれないところでくるくる廻っている爆弾の光る導火管とばったり出会った。恐怖、他の一切の思想・感情を押退けてしまうような冷たい恐怖が、彼の全存在をひっつかんだ。彼は両手で顔を蔽った。

また一秒が経過した、――一秒ではあるがそのあいだに、感情・思想・希望・回想の一大世界が、彼の脳裏をひらめき通った。[35]

このあとも、爆弾が破裂して死んでいくまでの一秒を、まるでとまっているかのように描いていく。その一瞬に全人生が凝縮される。永遠のいまがあらわれる。火花を散らす生命の輝き。ビューティフル。

もちろん不謹慎だとはわかっている。肉片がとびちっていく地獄のような光景。なのに、ダメだとおもっていても美しさを感じてしまうのだ。神よ。

決してひとりで死なせない

ちゃんといっておくと、ナイチンゲールもトルストイも戦争で死ぬことを美化しているのではない。だいたい、お国の将来のために、どれだけのひとのいまが犠牲にさせられたことか。自分の人生になにひとつ生きる意味をみいだせず、無惨に死んでいく若者たち。せめて、散っていく最期の火花だけでも描いてやりたい。CLOSE YOUR EYES。瞳をとじれば、希望にかけのぼるあなたが永遠に生きている。

こののち、トルストイはキリスト教神秘主義へ。そして、こういいはじめるのだ。国家はいらない。カネも権力もまっぴらごめんだ。この世界から戦争を根絶しよう。たとえ非国民とよばれても、自国の戦争に反対するのだ。絶対非戦。

さて、はなしをもどそう。決してひとりでは死なせない。深夜になるとナイチンゲールはランプを手にもち、病室をまわった。みなさん、まだ生きていますか。よくナイチンゲールを描いた絵画

35……トルストイ『セヴストーポリ』（中村白葉訳、岩波文庫、一九五四年）七四 - 七五頁。またこのトルストイの解釈については、金沢美知子「クリミア戦争とトルストイ」（『ナイチンゲールの越境6・戦争 ナイチンゲールはなぜ戦地クリミアに赴いたのか』日本看護協会出版会、二〇二二年）を参考にした。

や銅像では、皿型の油入れにロウソクをたててあるいているが、実際にはトルコランプかランタンをもっていたようだ。

静まりかえった真っ暗闇の兵舎病院をナイチンゲールがコツコツとあるく。あるくたびに、患者たちのすすり泣く声がきこえてくる。ありがとう、ありがとう。ナイチンゲールがあるきさっていくと、その影に泣きながら、そっとキスをする兵士もいた。ちょっときもちわるい。

ここからナイチンゲールといえば、ランプというイメージがうまれる。「ランプをもったレディ」。そのすがたが天使っぽいからか。ついたあだ名は「クリミアの天使」。のちに看護師といえば「白衣の天使」になっていく。

しかしこの「天使」には、あきらかに男をやさしくつつんでくれる女性というニュアンスがこめられている。夫に従順で、なにがあっても無償の愛で支えてくれる「家庭の天使」。それが女性らしさであるかのようだ。家父長制かよ。

だけど、ナイチンゲールはちがう。そもそも服装が白衣ではない。黒衣なのだ。まるで死者たちを弔っているかのように。あるいは、黒はなにものにも染まらない。軍にも教会にもしばられない。その決意をあらわしているかのようだ。あらゆる支配を破壊せよ。ハンマーをもった天使。白衣じゃねえよ、黒衣だよ。

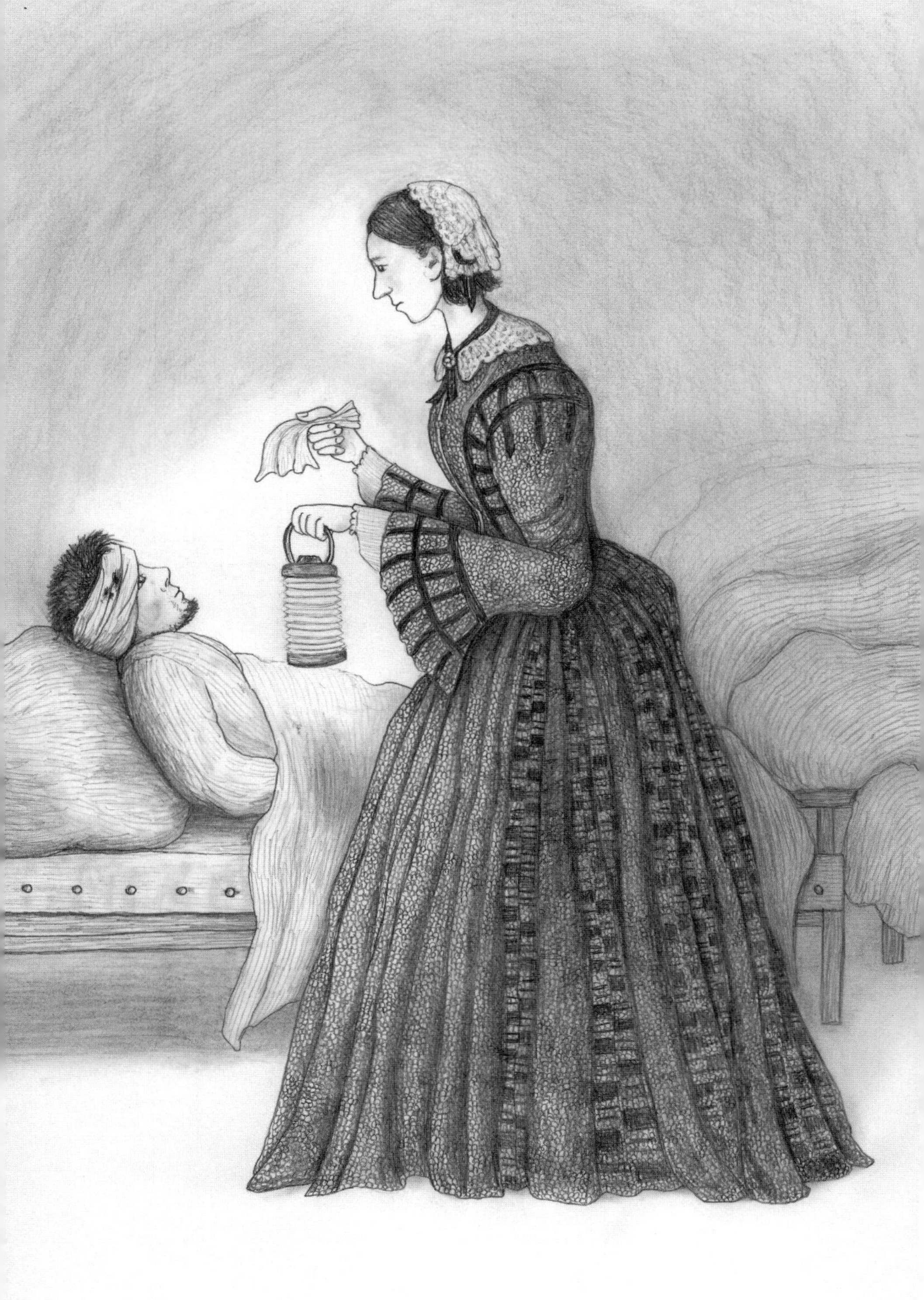

病気とは自然の回復過程である

しかし、これだけひとが死んでいくなか、病気とむきあうとはどういうことなのか。ナイチンゲールは病気についてどう考えていたのか。すこし考えてみよう。

まずはじめに、病気とは何かについて見方をはっきりさせよう。——すべての病気は、その経過のどの時期をとっても、程度の差こそあれ、その性質は回復過程であって、必ずしも苦痛をともなうものではないのである。つまり病気とは、毒されたり衰えたりする過程を癒そうとする自然の努力のあらわれであり、それは何週間も何カ月も、ときには何年も前から気づかれずに始まっていて、このように進んできた以前からの過程の、そのときどきの結果として現れたのが病気という現象なのである。[36]

これはのちに執筆された『看護覚え書』(一八六〇年)の冒頭部分である。いまでも看護入門としてよまれている有名な本だ。まず、病気とはなにかを定義して、それから看護の方法を論じていく。だけど、いざ読んでみるとびっくり仰天。だって、病気とは「回復過程」であり、それは「自然の努力のあらわれ」だといっているのだから。なにをいっているのか。病気は回復だといっているのだ。健康と対比されるものではないし、なによりその回復は自然の努力によるのだという。もうすこしいうと、回復をうながす主体は人間ではない。看護師でも医師でもない。自然が努力するのだ。うーん、どういうこと？　たぶん、まずクリミアの兵舎病院をおもいうかべればわかりやすいとおもう。

なぜあれだけ兵士たちが死んでいったのか。感染爆発だ。換気もされず、不衛生のきわみ。そんな空間に二〇〇〇人、三〇〇〇人もの病人がつめこまれる。密集だ。そりゃすぐに病気は伝染していく。人工的に巨大建築物をつくって、一か所に大人数をあつめるようにしたから感染するのだ。問題は人為である。だったら、なるたけ人為の力を削いで、自然にちかづけていけばいい。ナイチンゲールは換気にこだわった。新鮮な空気をいれる。それだけのことでも、自然が病院を駆けめぐる。換気、だいじ。

そういえば、新型コロナが大流行していたとき、人類学者のジェームズ・スコットがよく読まれていた。[37] かれは人類の歴史をひもときながら、パンデミックの原因を古代国家の成立にもとめる。権力者が国をたて、富をむさぼる。そのために一か所に人口を密集させて、米や麦、トウモロコシなどの穀物をつくらせる。そのたくわえをつかって戦争にくりだし、領土拡大。だけど、遠征か

36……ナイチンゲール「看護覚え書」（『ナイチンゲール著作集 第一巻』（薄井担子他訳、現代社、一九七五年）一四九頁。
37……たとえば、ジェームズ・C・スコット『反穀物の人類史』（立木勝訳、みすず書房、二〇一九年）。

らかえってきた傷病兵たちが病気をもちこむ。

インフルエンザでも発症すれば、人口密度がたかいからすぐに感染爆発。ひとがいっせいに死んでいく。いってみれば、パンデミックの原因は文明国家だ。人為的につくりだされた密集状態と戦争が災いのもとなのだ。

だからスコットはいう。みずからすすんで文明を捨てろ。自己野蛮化だ。ナイチンゲールもおなじこと。窓をあけ、文明の牢獄から脱出しよう。病気とは、人間が自然に還る過程にほかならない。

しかし、ナイチンゲールはこの自然に物質的な意味ばかりではない、思想的な意味もこめていたとおもう。いったん、東洋思想をおもいうかべるとわかりやすくなるだろうか。たとえば、わたしは中国の古典『荘子』が好きでよく読むのだが、そこでの「自然」は「自ずから然り」だ。[38] ものごとを損か得か、善か悪か、優か劣かの二項対立でとらえるのが人為だとしたら、それをとびこえ無為に生きる。あれかこれかと選択する余地などない。ただそうしてしまう。なぜという問いなしに。

ひとを救うにも、権力者にはむかって決起するにも理由はいらない。その無私の心こそが自然のはたらきであり、人間の自由意志すらふりきって絶対自由を生きるということだ。わかっちゃいるけど、やめられない。

ナイチンゲールの神秘主義もおなじことだ。あらゆる自然のはたらきに神はやどる。自然は超自然なのだ。利益のため？正義のため？いかなる目的にも束縛されない。だれにもなんにも服従しない。

だれに命じられたわけでもないのに、ときに無意味だとわかっているのに、それでも絶対的な力で衝き動かされてしまう。看護するのにわけなどいらない。はたらくがゆえにはたらく。それが自然のはたらきなのだ。ミステリー。

これがあきらかに病気観にもつながっている。健康／病気、正常／異常、医師／患者。ようするに善か悪か。そんな二項対立でものごとをとらえていない。だって、その区分をうけいれてしまったら、病気は異常なものだとされてしまうから。

病院にいって異常者を正常にもどしてもらう。専門知識をもった医者のいうことをきけ。それが治療なのだと。近代医療のロジックだ。患者は専門家によってコントロールされなければならない。上からの支配なのだ。

選択のロジックvsケアのロジック

ナイチンゲールはそんなのおかしいよねといっているのだが、注意しなくてはいけない。だからといって、患者が自分の身体をセルフコントロールすればよいといっているわけではないのだ。

38……『荘子　全現代語訳（上・下）』（池田知久訳、講談社学術文庫、二〇一七年）がわかりやすい。

もちろん、上からの支配にたいして自律を主張するのはだいじなのだが、しかしすべての問題を人間の自由意志でどうにでもできるとおもったら大まちがいだ。この点を考えるために、ひとつ現代の哲学者、アネマリー・モル『ケアのロジック』（二〇〇八年）をとりあげてみよう。

この本で、モルは糖尿病を例にとってこういっている。「選択のロジック」にだまされてはいけない。大手医薬品メーカーはいうだろう。みなさんは自由です。病気だからといって、卑屈になることはありません。この医薬品と手軽な医療器具さえ購入すれば、好きなときに好きなところにいっていいんですよ。

ふつう糖尿病の患者は定期的に病院にいって、検査をしてインスリン注射をもらう。その検査結果しだいでは、行動に制限がかかる。医師の命令は絶対だ。だけど高い器具さえもっていれば、自分で自分の身体をコントロールできると。

しかしモルはいう。きほん、選択のロジックはコントロールを前提としている。よりよい知識をもち、よりよい薬と機材をもっていれば、よりよい身体をつくりだせる、キープできるとおもっているのだ。

だけど糖尿病に完治はない。どうあがいても治らない。しかもどれだけ健康に気をつかっても、なにかが原因で急激に血糖値があがったり、さがったりする。予測不可能なのだ。それを自己判断で血糖値がさがったからオッケーというのは危険すぎる。病院にいけ。あたりまえだけど、自分じゃ気づかないことに医師や看護師は気づくのだ。

ようするに、自分の身体は自分ではコントロールできないということだ。もしそれを無視して自己決定バンザイというのであれば、そんなの、大手医薬品メーカーバンザイといっているのと変わらない。医療は利潤かよ。

不安定な環境をものともせず、みずからを律し、おのれの力で生きぬくことができる強い個人。そういって、人間の身体をカネもうけの道具にするのはもうやめよう。くたばれ、資本主義。

これにたいして、モルは「ケアのロジック」がだいじだという。治らない病気。身体は予測不可能で気まぐれだ。よりよい選択肢はない。だがそれでもなにかしようとしてしまう。関わってくれる人たちと共に試行錯誤してしまう。あれでもなく、これでもなく。そういいながら未知の領域にふみこんでいく。コントロールをもとめずにうごくのだ。モルいわく。

ケアすることとは、死すべき運命を持った身体に波長をあわせ、尊重し、慈しみ、楽しみさえすることなのだ。[39]

しかし死すべき運命だとしたら、なぜそこに関わろうとするのだろうか。理由などない。ただそうしてしまう。はたらくがゆえにはたらくのだ。自ずから然り。わたしはそれがナイチンゲールの

39……アネマリー・モル『ケアのロジック』(田口陽子、浜田明範訳、二〇二〇年、水声社)四八頁。

「自然」なのではないかとおもう。

近代医療のロジック……上からの支配、専門家のコントロール
選択のロジック…………自律、患者のセルフコントロール
ケアのロジック…………自然、コントロールをもとめない、波長をあわせる

なにをやっても、死すべき運命にある兵士たちの身体。それでも関わらずにはいられない。あれでもなく、これでもなく。それでもやっぱり死んでしまう。一〇〇〇人、二〇〇〇人。また死んだ、それでも。また死んだ、それでも。その身体に波長をあわせ、尊重し、慈しみ、楽しむことはできるだろうか。ケア。

きれいになった——衛生学専門家の下水道改革

しかしそのかんに状況が変わる。まず一八五五年一月下旬、アバディーン内閣倒壊。戦地で死傷者が増大しているその責任を問われたのだ。とうぜんながら、陸軍のトップであったシドニー・ハーバートも辞職。ナイチンゲールは、はやくもうしろだてをうしなってしまった。まずいぞ。とおもいきや、あらたに首相にえらばれたのはパーマストン卿。ナイチンゲールとは旧知の仲だ。

社交界で知りあって、大の仲良し。さすがパリピ。ここから陸軍省と戦時省は合併され、パンミュア卿が大臣になるのだが、首相からはナイチンゲールに特別の配慮をするようにいわれていた。バッチグーだ。

第三代パーマストン子爵（一七八四～一八六五）……新首相
第二代パンミュア男爵（一八〇一～一八七四）……陸軍・戦時大臣

このパンミュアさん、さっそく仕事にとりかかる。とにかく病院の死亡者数を減らすためにはどうしたらいいか。軍医長官からは問題なしと報告をうけているが、ナイチンゲールが衛生面に問題ありといっている。ならば調査してみるまでだ。パンミュアは衛生調査委員会の設置をきめた。

この調査団をひきいてくるのは、ジョン・サザーランド。内科医であり、衛生学の専門家だ。こころづよい。三月上旬、衛生調査委員会がスクタリに到着。すぐに病気の原因があきらかになった。いちばんは下水道だ。

じつはこの兵舎病院。下水道が床下をとおっていた。しかも、その汚水がつまってあふれだし、もうグッチャグチャ。どうりでいくら掃除しても悪臭が消えないわけだ。床下一面が、腐敗した糞尿の海のうえにうかんでいるようなものだ。そこから毒臭と害虫がわきあがってくる。湿気をすって壁に汚水が染みわたる。

そういえば、飲み水も臭い。給水路をしらべてみると、水路に腐った馬の死体が捨てられていた。マジかよ。ちなみに、水は中庭にある貯蔵タンクにためられているのだが、そのすぐ隣には仮設トイレ。あまりにも下痢をする病兵がおおいので建てられたのだ。これもつまって汚水が漏れだしている。

衛生委員会は、すぐに清掃を指示。すさまじい量のゴミを除去した。動物の死体だけでも二四匹、馬のあたまを二頭、とりのぞいたという。そのうえで下水道の流れをよくして消毒。汚染された壁は石灰で洗い、バシバシと害虫を駆除していった。ネズミの巣窟も発見して、板をはがして駆除。二週間のうちに、病院はたちまちきれいになっていった。やるな、サザーランド。

ジョン・サザーランド（一八〇八～一八九一）……内科医、衛生学の専門家

おいしくなった——伝説の料理人降臨

そしてちょうどこのころ、最強の助っ人がやってきた。かの有名な料理人、アレクシス・ソワイエだ。おそらく兵士たちを救いたければ、食事を改善しろというナイチンゲールの進言もきとどけられたのではないだろうか。政府からほんものの料理人が派遣され、スクタリ兵舎病院の料理長に就任した。

じゃあ、どんなひとか。ソワイエは一八一〇年、フランスうまれ。料理人としての腕をみがき、外務省おかかえのコックになるのだが、そのタイミングでパリ民衆蜂起。のりこんできた怒れる群衆たちに、仲間のコックが撃ち殺されていく。やばい。ソワイエはエプロンをぬぎすて、群衆にまじって走って逃げた。

その後、イギリスへ。そしたら腕のいいシェフがきたぞと評判になり、社交クラブ「リフォーム」の総料理長になる。ハイクラス専用のクラブハウスだ。その地下に巨大なキッチンがあり、好きにしてよいといわれたのだ。うれしい。

さっそくソワイエはキッチンを改良。ここでキッチン革命ともいえる、あるものを発明している。ガスコンロだ。それまでの炭とちがって、火おこしにテマがかからない。必要なときに必要なだけ火がつかえるのだ。超便利。

しかも、ちいさなコンロをいくつもならべれば、同時に複数人で調理できる。もうちょっといえば、このコンロを家庭にもちこめば、だれでも手軽に料理ができるのだ。こんなに画期的なことはない。

さらにソワイエを有名にしたのは、一八四〇年代。アイルランド大飢饉のときだ。アイルランドの主食、ジャガイモが病害で壊滅。バシバシ、ひとが死んでいく。この影響でロンドンも食糧難になっていたことは、第一章ではなしたとおもう。だけどその比じゃない。アイルランドでは人口の二割が死んでいるのだ。マジ地獄。

イギリス本国でも、炊きだしをやっていたソワイエ。政府に任命されて、アイルランドに炊きだしにいく。しかしいってみたら食材がない。じつはこれだけアイルランドの民衆が飢餓におちいっているのに本国は輸出をとめさせてくれないのだ。売れるからといって、なけなしの食料が本国にもちだされてしまう。

炊きだしにいったものの、くずみたいな食材しかのこっていない。だが、ここからがソワイエの本領発揮。このクズ食材で最強にうまいもんをつくってやると、伝説のスープを考案。うまい、うますぎる。

しかも炊きだしのやりかたが奇想天外。巨大なボイラーで湯をわかし、同時にその余熱をつかって大量のスープづくり。それをベルトコンベアにのせてはこんでいく。この方法で、一時間に一〇〇〇人分のスープを提供したという。

きっとベルトコンベアは効率重視というよりも、きたひとの目をよろこばせるという遊び心もあったんじゃないかとおもう。みなさんもおもいだしてみてください。生まれてはじめてスシローにいった、あのときのことを。な、なんじゃこりゃ！　あらためまして。ソワイエってどんなひと。万人による万人のための料理人だ。

アレクシス・ソワイエ（一八一〇〜一八五八）

……ガスコンロの発明者、万人による万人のための料理人

長くなってしまったので、そろそろ本題にもどろう。そんなどえらい料理人が助っ人にきてくれたのだ。ナイチンゲールとはすぐに意気投合。仲良しになった。しかもこれまで看護師たちは、兵舎病院の調理室にたちいることすらゆるされなかったが、ソワイエはちがう。なんたって料理長なのだ。

ソワイエはすぐに抜本的な食事改革。大量に食料ももちこんだので、ぞんぶんに腕をふるう。それまでぬるいお湯に、生煮えの肉がはいっただけのスープだったのに、とつぜん熱々のスープが提供されるのだ。

しかもプロのフランス料理人がつくった極上の一品だ。オーブンももちこんで、できたてのパンやビスケットもだせる。初日、ソワイエが鍋をもって病院をまわると大歓声がわき、拍手が鳴りやまなかった。最高だ。

さてそれでは、この衛生委員会とソワイエの効果はいかに。一八五五年一月から二月にかけて、兵舎病院の死亡率は四二パーセントまで上昇。それが四月七日には一四・五パーセントまでさがり、四月二一日には一〇・七パーセント、五月一九日には五・二パーセントになっている。劇的に改善したのだ。いったいなにがおこったというのだろうか。おいしい、きれい、よくなった。

クリミア上陸、Oh! Oh! Oh!

ここからは軍医たちのトップ、軍医長官ジョン・ホールとのたたかいだ。かれは内心、ナイチンゲールの成功をよろこんでいなかった。なにせ、かれこそが政府にたいして、兵舎病院にはなんの問題もない、食料も衣料品も医薬品もすべていきとどいている、医師の数もたりている、と報告していた張本人なのだから。

だが、新聞に病院の現状をすっぱぬかれ、さらにあとからやってきたナイチンゲールやその仲間たちによって状況が改善されていく。まるで、自分のあやまちをあげつらわれているかのようだ。ゆるせない。

しかもこのひと。ちょっとヤバいひとで、手術のとき麻酔をつかわない派だった。それだけだったら、医師としての考えもあるしとおもうのだが、どうも患者が痛みで悲鳴をあげるのが好きだったらしい。悶え苦しむすがたをみていると、興奮してアドレナリンが出る。そしたらふだん以上の力がわきあがって、手術がうまくいくんだよと豪語していたようだ。こわすぎる。

そんなジョン・ホール医師がいたのはクリミアの病院。そこではまだ死亡率がさがっていなかった。そろそろ、スクタリはおちついてきたし。なんとかしなくっちゃ。ナイチンゲールはクリミアいきを決意する。一八五五年五月二日、スクタリから船にのってバラクラヴァにむかう。

　上陸すると、ナイチンゲールは馬にのり、ソワイエをひきつれて総司令官ラグラン卿にあいにいく。あいにく留守だった。ならばせっかくだしと街をパッカパカ、セヴァストポリはずれの砲台をみにいった。すると、あれナイチンゲールじゃねえか、マジヤベエといって、兵士たちが目を輝かせて群がってくる。
　気をきかせたソワイエ。城壁をのぼり、砲台のまんなかにナイチンゲールを座らせる。そして、兵士たちにむかって叫ぶのだ。

諸君、この不気味な武器の上に毅然と坐っておられる、優しい貴婦人を見たまえ！　英国の産んだ女性英雄(ヒロイン)、兵士たちの友を見たまえ！[40]

　Ｏｈ！
兵士たちの怒号。大歓声、拍手が鳴りやまない。花束をもってくる兵士たち。ちっ、めんどくせえな。そうおもいながらも、うけとっていくナイチンゲール。腕いっぱいに花をかかえながら、その場をたちさっていった。

40……セシル・ウーダム・スミス『フロレンス・ナイチンゲールの生涯（上）』（武山満智子、小南吉彦訳、現代社、一九八一年）三〇二頁。

生きる伝説、生死の境をさまよう

すでにナイチンゲールは生きる伝説になっていた。すさまじい人気。もうおもったことを口にだせば、なんでもとおるんじゃないかとおもうが、そうは問屋がおろさない。その後、バラクラヴァの病院をみてまわったナイチンゲール一行。あきらかに衛生面と食事がまずい。そう指摘するのだが、だれもいうことをきいてくれない。

ジョン・ホールがこういいはじめたのだ。あなたの肩書きは「トルコ領における英国陸軍病院の女性看護要員の総監督」ですよね。ここはトルコ領ではございません、クリミアですと。ヘリクツだ。

しかも、バラクラヴァの病院をしきっていたのは、かつてメアリー・スタンリーとともにやってきた看護師たち。ナイチンゲールに敵意をむきだしにしていた。あら、ヴィクトリア女王でもいらしたのかとおもいましたわ、オホホ。無礼な態度で接してくる。底意地がわるいのだ。

あせるナイチンゲール。だって、もうなにが原因でひとが死んでいくのかわかっているのだ。それなのに改善しようとしないのは、殺人にひとしい。病気は自然災害ではない、人災なのだ。自然に還ろう。

だけど、だれもいうことをきいてくれない。ソワイエが台所はこうしたほうがよいと提案もしてくれたのだが、ききいれられない。くうっ、どうしたらこの殺人をとめることができるのか。考える時間がほしいのに、続々とひとがやってくる。忙しい、忙しい。でも考えなくっちゃ、考えなくっちゃ。

そうおもいながら客人に対応していたときのことだ。なんか目のまえがくらくらしている。あれ、……。バタン。とつぜん、ぶっ倒れてこん睡状態になってしまった。その後、二週間ほど生死の境をさまよう。

なんの病気だったのか。当時はクリミア熱とよばれていたが、それがなんなのかはよくわかっていなかった。いまではブルセラ症とよばれる難病だ。これについてはまたあとでふれよう。

なんとか目をさましたものの、まだ意識朦朧としているナイチンゲール。とりあえず、スクタリにもどりましょう。そういわれて船にのったら、なぜかロンドン直行便。ジョン・ホールの部下が、こんなめんどうくさいやつ、はやく帰国させちゃおうといって一計を案じたのだ。姑息すぎるよ。とちゅう、それに気づいたブレースブリッジ夫。「もどせ、もどさんか！」と叫び散らす。おかげで、ひきかえしてもらえた。叫ぶときは叫べ。もつべきものは友である。なんとかスクタリにもどってきたナイチンゲール。

みんなが出迎えにきてくれたが、口もきけない。担架にのせられ、ちかくの邸宅にはこばれていった。そこで二か月ちかく休養をとる。そのくらい、うごけなかったのだ。心配した兵士たちがフクロウを贈ってくれた。ありがとう。シドニー・ハーバートがテリヤ犬を贈ってくれた。かわいい。お姉ちゃんのパースが、フクロウの詩をつくって贈ってくれた。イマイチかな。

七月、ようやく元気になってきたナイチンゲール。よし、またクリミアにでもいくか。そうおもっていたら、ブレースブリッジ夫妻がそろそろ帰国したいという。二人も憔悴しきっていたのだ。もうムリす。セリナ……。とはいえ、とめることはできない。七月二八日、夫妻は帰国していった。バイバイ。

こころぼそい。そうおもっていたら、代わりによき理解者がたすけにきてくれた。メイおばさんだ。ううつ、おばちゃん。うれしい。これで百人力だ。一〇月、ふたたびクリミアへ。だが、かんぜんに無視。

看護師ひとりとして、ナイチンゲールのいうことをきかなかった。だって、あなたは「トルコ」の総監督ですから。スクタリでおとなしくしていてくださいな。ナイチンゲールはこういった。ちがう、そうじゃない。

このあと、ひたすらシドニー・ハーバートに手紙をおくり、クリミア看護団の総監督はだれなのか、はっきりさせてくれと押しに押しまくった。

ナイチンゲールは人民銀行なのだ

とりあえず、スクタリの兵舎病院でやれることをやろう。回復にむかいつつある兵士たち。だけど、よくなってきたとおもったら、酒を飲みすぎて体をこわして、体力をすり減らしている。もうちょっとやることはないのかよ。

そうおもって、読書室の設置を提案。軍には反対された。勉強なんてしたら、ろくなことにはならない。軍紀が乱れてしまうと。じっさい、マスコミに軍と政府がぶったたかれていたときだ。労働者階級までふくめて、みんなが新聞を読むようになってしまったら、とんでもないことになるとおもっていたのだろう。

だけど、ナイチンゲールが看護のためだといえば、つくれてしまう。ムリやり設置。そこではお茶もできるようにして、娯楽小説をおいたり、チェスやパズル、地図もおいてある。習字もできる。ほんとうは、まだ読み書きができない兵士たちがおおかったので、教師を雇って教えさせようとしたのだが、軍に却下された。野獣どもをあまやかすんじゃねえと。ひどい。それでも、読書室にはわんさかひとがあつまってきたので、もうひとつコーヒーハウスもつくる。こっちも大盛況だ。

ほかになにかしてほしいことはないか。兵士たちにきくと、給料を本国に送金してほしいという。あれ、軍にも預金システムがあるんじゃないの？　そうきくと、あるにはあるが、信じられないのだという。

なにかやらかして、軍を怒らせたら預けたカネはもどってこないのだ。なるほど。ナイチンゲールはこれもひきうけた。総額にして七万一〇〇〇ポンドもイギリスに送金したという。ナイチンゲールは人民銀行なのだ。

しかしなぜこんなことまでしてあげたのか。これもナイチンゲールの病気観とつながっているのだとおもう。「自然の回復過程」。病気をパンデミックにさせるのは、人間の作為。戦争にしても労働にしても、人口を集中させてそれを効率的にもちいる、組織のロジックが問題なのだ。

軍隊では、上からの命令には絶対服従。組織として効率的にうごくために、兵士たちはなにも考えてはいけないといわれている。屈従せよ。自分のあたまをはたらかせてはいけない。それが規律なのだ。

だけど、なにも考えずに戦地に送りこまれ、なにも考えずに密集してうごき、なにも考えずに汚い病院で寝ていたら、そのうちに感染症で死んでしまう。自然じゃない。人間の組織がひとを殺しているのだ。

だけど、一人ひとりが医療の知識をもっていて、それをおしえあう場があって、医療スタッフにも相談できて、政治的な知識もあって、国にいるときから戦争に反対できたらどうだろう。ちがう結果になっていたはずだ。

人間の合理性をたかめていくのが、組織のロジック。だとしたら、その囲いを突き破り、その外にむかって駆けだしていくのが回復なのだとおもう。ナイチンゲールはこういった。読書、だいじ。それ、自然。

うれしくて悔しい終戦

さて、そんな兵士たちがイギリスに帰還。あるいは、戦地からの手紙が新聞でとりあげられる。話題は、俺たちのナイチンゲール。どれだけお世話になったのか。俺たち貧しい兵士たちを人間あつかいしなかった軍の上官たちとくらべて、かの女がいかにやさしく手をさしのべてくれたことか。神か、ジャンヌ・ダルクか、ナイチンゲールか。うわさがうさわをよんでいく。共鳴が共鳴をよんでいく。もはや、実際にやったのかどうかもわからない。街頭でも、カフェでも、バーでも、ビアハウスでも、百姓小屋でも、ナイチンゲールの物語が語りつがれた。とくに貧しい民衆からの人気がすごい。軍の英雄というイメージをのりこえて、貧しき者たちの救済者になっていく。フォークロアなのだ。

街のそこら中で、ナイチンゲールの歌がうたわれる。おおくは替え歌で、もとの歌にナイチンゲールのはなしをのせたものだ。「東方のナイチンゲール」、「嵐をのりきるうるわしのフローレンス」、「優しく微笑む天使」、「東方の星」、「兵士の歓呼」などなど。みんなどんどん勝手にうたっていく。

ちなみに、「ランプをもった天使」のイメージを決定的にしたのは、詩人ロングフェローの「聖フィロメナ」だ。けっきょく、有名人の詩がよく読まれるようになって、貧しきものたちの救済者から、男をささえる家庭的な女性に変えられてしまう。あえてこういっておこうか。ちがう、そうじゃない。

とはいえだ。国内で、ナイチンゲール人気が絶大なものになった。超有名人。スーパーヒーローなのだ。友人たちがナイチンゲール基金をよびかけたら、一瞬で九〇〇〇ポンドあつまってしまう。すごすぎだ。

こういうの、ナイチンゲールは嫌だったかもしれないが、結果的にやりたいことをあとおししてくれることになった。もはや軍はナイチンゲールを無視できない。一八五六年三月、全軍命令として公文書がまわった。そこには、こうかいてあった。ナイチンゲールを「全陸軍病院における女性看護団の総監督」とみとめると。シャー。

これは事実上、軍医長官ジョン・ホールに勝利したことを意味している。もうトルコ領だけではない。クリミアにいって、看護師たちに指示をだすことができるのだ。なんたって、全陸軍の看護団をしきってよいのだから。

ナイチンゲールはすぐにクリミアへ。ドシドシ、病院改革をすすめよう。とおもっていたのだが、よくもわるくもときおそし。終戦だ。一八五六年三月三〇日、パリ条約。長かったクリミア戦争が終わりをむかえた。バンザイ！

バラクラヴァでこの報告をうける。うれしいけど、悔しかった。だって、あれだけおおくの兵士たちが苦しんでいたのに、このクリミアではなにもできなかったのだから。いまにみてろよ。

わたしは地獄をみた、わたしは決してわすれない

さて、ナイチンゲール。バラクラヴァの病院にひとがいなくなると、六月末、スクタリに帰還。あんなにひとが群がっていたコーヒーハウスも、いまじゃもうガラガラだ。なんかさびしい。七月一六日、最後の患者が兵舎病院を去る。

いまはこれまで。帰国のときだ。七月二八日、ナイチンゲールはメイおばさんと二人、こっそりとコンスタンティノープルを出発。とにかく騒がれたくなかったので、スミス夫人とその娘。そんな偽名をつかって、船にのった。

マルセイユに上陸し、いったんパリへ。ここでメイおばさんとわかれ、ひとりクラーキーに会いにいく。いなかった。ざんねん。しぶしぶイギリスに帰る。まずロンドンにいって、バーモンジー修道院へ。

さきに帰国していた修道院長のメアリー・ムーアに会う。よほど信頼していたのだろう。スクタリでの記録をすべて、かの女にあずけていたのだ。ぶじの再会をよろこぶ二人。そして記録をうけとり、せっかくだからといっしょに黙想をすませると、ゆっくりと実家のリー・ハースト荘にむかっていった。

ひとり丘をテコテコとのぼっていくナイチンゲール。窓から黒服に身をつつんだそのすがたがみえる。キャハー。家政婦のワトソン夫人が叫び声をあげ、泣きながら外にとびだしてくる。ただいま。娘、帰る。

しかし、バーモンジー修道院でスクタリの資料をうけとったときから、ナイチンゲールはもうつぎのことを考えていたはずだ。おそらく、政府はわたしを賛美して、軍への批判の声をかわそうとするだろう。あれだけ犠牲者をだしておきながら、なんの責任もとらないつもりなのだ。

軍の官僚制とあの役人たちのせいで、うしなわなくてもよかったはずの若い命がどれだけうしなわれたことか。ぜったいにゆるさない。二度とあんなことがないように、軍と医療のありかたを抜本的に変えるんだ。

そういえば、スクタリから帰国するまえに、ナイチンゲールはこんなことをかいている。「わたしは地獄をみた」。そしてノートの余白に決意をこめてなんどもこう記している。

わたしは決してわすれない。

リメンバー・ミー。ということで、「ナイチンゲール伝・クリミア戦争の巻」はここでおしまい。つづきは次章にて。アイル・ビー・バック。

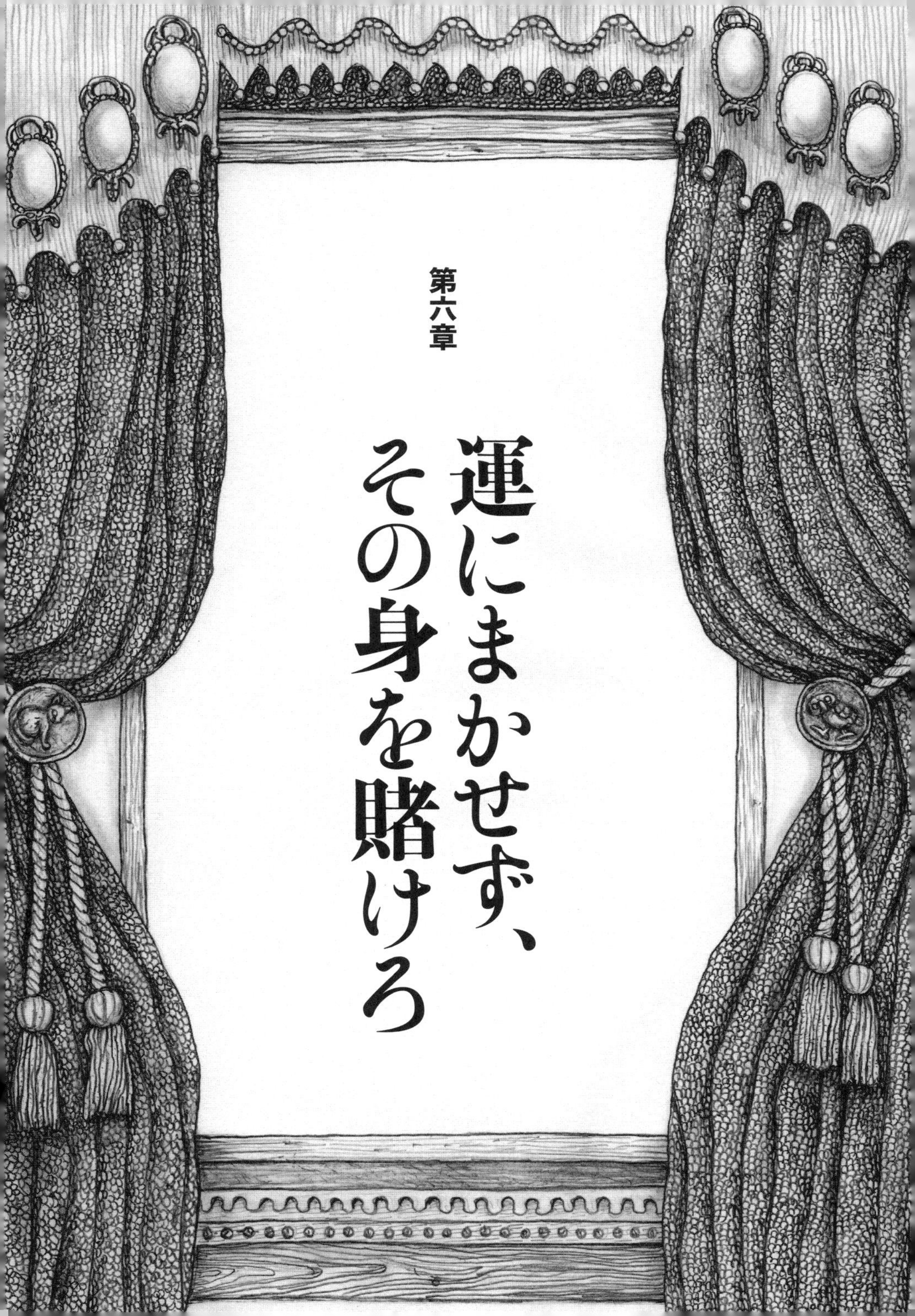

第六章

運にまかせず、その身を賭けろ

女王肝いりで王立委員会

まだだ、まだ終わらんよ。帰国後のナイチンゲール。あれだけひとが死んだのだ。しかもその原因が兵舎病院の不衛生。それをなおさないでいたら、またおなじことをくりかえしてしまう。人災だ。たすけなくっちゃ。

一八五六年八月、ナイチンゲールは陸軍大臣のパンミュア卿に手紙をだした。ご相談したいことがあります。しかし、うんともすんともいってこない。

ならばと旧友、シドニー・ハーバートに手紙をだす。陸軍の医療体制には決定的な欠陥がありま す。いまただささなくてはならない。力を貸してください。だが、ハーバートからは、ちんけな返事がかえってくる。「おおげさですよ」。戦地で大変なおもいをしたのだから、しばらく体を休めてくださいと。くっ。のんきかよ。

おそらく、二人ともナイチンゲールが怖くなっていたのだとおもう。なにせ、国民的英雄である。もしナイチンゲールの発言をきいて、うけいれられずに拒否でもすれば、世論がだまってはいない。炎上だ。内心、ハーバートはおもっていたはずだ。こりゃ、とんでもない怪物をつくってしまったぞ。

かといって、ナイチンゲールの味方をして軍改革にのぞめば、軍人たちに疎まれる。すすむも地獄、ひくも地獄。だから、できるだけ時間をかせいで、なあなあにしたいというのが本音だったろう。

だけど、そんなことはナイチンゲールには関係ない。そもそも政府の人間でも軍の人間でもないのだ。天使も英雄も知ったことか。だれにもなんにも忖度はしない。ただまえへ、まえへとすすんでいく。

そして九月、好機到来だ。友人の医師、ジェームズ・クラークからうちに遊びにこないかとさそいがかかる。クラークはヴィクトリア女王の主治医。しかもその屋敷から、女王のいるバルモラル城は、目と鼻のさきだ。いいじゃないか。

遊びにいくと、クラークからこういわれた。女王があなたのクリミアでの活躍に感動している。会ってみたいというのだけど、どうですか。もちろんです。ここで直訴するしかない。ナイチンゲールはクリミアの資料を整理して、兵舎病院の改革案をまとめあげた。準備完了、エンジン全開。いくぜ。

九月二一日、ナイチンゲールは父、ウィリアムをつれてバルモラル城にいく。でむかえてくれたヴィクトリア女王と夫のアルバート。たぶん、二人としてはナイチンゲールに慰労のことばをかけるくらいにおもっていたのだろう。

だが、いざ会ってみると、目つきの鋭いナイチンゲール。お二人にご提案がありますといって、ズシズシとプレゼンをしかけてくる。このままでは、また死ななくてもよい兵士たちが命をおとすことになります。早急に軍の医療体制をあらためなければなりません。いつやるの、いまでしょうと。

熱い。体中から気迫がみなぎっている。だが語りは異様にロジカルで、わかりやすい。それでいて歳がちかいというのもあるだろうか。ヴィクトリア女王はナイチンゲールを気にいってしまう。またお話をきかせてください。その後も、二度、三度と女王によびだされ、そのつど仲よくしゃべった。

いちどなどはなんのまえぶれもなく、女王が馬車にのってナイチンゲールの滞在先にやってきたという。ねえ、お茶しない？　いいよ。長時間、紅茶を飲みかわしながら、たわいもないおしゃべりをたのしんだ。友だちかよ。

ジェームズ・クラーク（一七八八〜一八七〇）……女王の主治医
ヴィクトリア女王（一八一九〜一九〇一）……ナイチンゲールの友だち

そのかいもあってか、女王は王立委員会の設置をみとめてくれた。王室の指名をうけて、超重要事項についてはなしあう政府の諮問機関だ。いちど設置されてしまえば、女王の権威に裏づけられているから、他のいかなる組織の影響もうけない。陸軍の干渉をうけずに改革案をうちだすのだ。

野牛vs天使

とはいえ、王室の特権にしても政府から独立しているわけではない。さすがに好き放題はできないのだ。委員会設置の最終決定権は、首相がにぎっている。よし、説得しよう。まずは陸軍大臣、パンミュアだ。

いちどはナイチンゲールを無視したパンミュア。だが、こんどは女王からやれといわれている。一〇月五日、しぶしぶナイチンゲールと面会。委員会設置を承諾した。パーマストン首相と連名でゴーサインをだすという。シャー。

しかし依然として男社会のイギリス。女性は王立委員会のメンバーにはなれない。それでもこの改革はナイチンゲール主導でやらなくてはならない。だから人選はナイチンゲールに一任された。

委員長には、シドニー・ハーバート。委員には、あのジョン・サザーランド。かつて衛生調査委員会をひきいて、スクタリの兵舎病院を救ってくれたかれだ。あるいは、国会議員でありながらも、スクタリまでやってきて、ナイチンゲールと辛苦をともにしたオーガスタス・スタフォード。

女王とひきあわせてくれた医師のジェームズ・クラーク。軍医でありながら、統計学にもくわしいトーマス・グレム・バルフォア。ひとり、どうしても陸軍医務局長官のアンドリュー・スミスはいれなくてはならず、このひとだけは終始、改革に反対だったのだが、他はみんなお仲間だ。ナイチンゲール・ブラザーズ。

これで人選もバッチシ。とおもっていたのだが、なかなかパンミュアがうごかない。あれ？じつはパンミュア、あだ名が「野牛」。気がのらないことは、なるたけトロトロやって、あれこれと口実をつけてさきのばしにすることで有名なひとだった。いらだつナイチンゲール。ここからは手紙攻勢だ。はやくしろ、はやくしろ。ひたすら急げとあおりたてる。しつこいぞ。野牛vs.天使。

これにまいったパンミュア大臣。その場しのぎにこういってしまう。いまわれわれは総力をあげて、陸軍総合病院の建設にはげんでいます。ネトレー病院。ちょっとどんな設計にするべきか悩んでいましてね。それで忙しくて、時間がとれないんですよ。ナイチンゲールさん、なにかよい案はないですかね。

そういいながらも、ほんとうはもうすべてきまっていて、カネもひともうごきはじめていた。だが、これを本気にしたナイチンゲール。ならばお力をおかししましょうといって、現地まで下調べにいく。そして衛生管理がいきとどき、医療スタッフがうごきやすい、めっちゃ本格的な病院設計図をつくってしまう。

のちにナイチンゲールはこの図案をもとにして、一冊の本を書きあげている。『病院覚え書』（一八五八年）だ。病院全体をひとつの病棟にみたて、高い天井に大きな窓をいくつもつくって換気を徹底。

さらに左右に患者用のベッドをならべ、中央にナースステーションをおく。これで看護師が患者を一望監視。もちろん、症状におうじて感染しないようにと、小さな区画をいくつもつくる。パビリオン方式だ。そこでも換気を徹底。

わたしなどは一望監視などといわれてしまうと、ずっと見張られているような気がして落ちつかず、逆に病気になってしまいそうだが、医療スタッフにとっては合理的なのだろう。その後、この設計図は近代的な病院のモデルとして、世界中にひろまっていく。世にいう「ナイチンゲール病棟」だ。

さて、ナイチンゲールから設計図をつきつけられたパンミュア大臣。すごすぎて、びっくり仰天だ。どうしよう。でも、すでにひともカネもうごきはじめている。ちょっともう変更はききませんなんですと……？

おどろくナイチンゲール。だって、このままでは衛生管理がいきとどかずに、患者が死ぬとわかっているのだから。そういうとパンミュアはぐうの音も出ない。でも、もうきまっちゃっているから。骨の髄まで組織の論理に染まっているのだ。ナイチンゲールの提案は却下されてしまった。なんだよ、くそ。

しかし、これでさすがのパンミュアもうしろめたさをかんじたのだろう。よくとれば、ナイチンゲールの本気さに胸をうたれたのかもしれない。一八五七年四月二七日、パンミュアはひとり、ナイチンゲールが滞在していたロンドン、バーリントン・ホテルの一室にやってきた。これから俺も本気をだします。いいよ。

パンミュアがうごく。パーマストン首相を説得し、五月五日、正式に王立委員会を発足させた。きほん、委員会の会合はナイチンゲールのいるバーリントン・ホテルにて。陸軍全体のゆくえが、ホテルの一室できまるのだ。

通称、「小陸軍省」。国民世論と女王のおすみつきをバックにして、すさまじい権勢をふるったナイチンゲールを皮肉った名称かもしれないが、そんなの上等だ。もてるものはすべてつかって、ドシドシやってやる。

いちばんだいじなのは、クリミアの報告書だ。その説得力いかんで、軍の医療改革をすすめるかどうかがきまる。ナイチンゲールがひきうけた。いつどこで何人死んだのか。なにをやったら、何人、死者が減ったのか。それをだれがどうみてもあきらかなように記すのだ。ナイチンゲールには秘策があった。統計だ。

統計学を駆使して一〇〇〇頁の報告書

まえにナイチンゲールが数学好きだという話はしたとおもう。そこからさらに関心は、統計学へ。本人から直接おしえをうけたわけではないけれども、師とあおいでいたのは近代統計学の祖、アドルフ・ケトレーだ。

ケトレーはベルギー人。その著書『社会物理学論集』(一八三五年)が出版されると、たちまちときのひとになった。ナイチンゲールもそれをとりよせ、なんどもむさぼりよんだ。こんな便利なもの、公衆衛生にいかさない手はない。せっかくだし、その最新の手法をつかって、軍の報告書を作成しよう。

ナイチンゲールはクリミア戦争の死亡率を統計でしめす。しかもそれが一目瞭然でわかるようにグラフをつくる。まずは統計のもちいかたがこれでいいのか、ケトレーに手紙をだしてアドバイスをもとめた。オッケーだ。

さらに、イギリスで統計学といえば、ウィリアム・ファー博士。このひとに協力をもとめる。ファーも惜しみなく、ナイチンゲールに助言をあたえた。おかげで、めちゃくちゃ精巧な統計データとグラフが完成した。

このとき、ナイチンゲールは鳥のとさか型のダイアグラムといえばわかるだろうか、いわゆるレーダーチャートをつかって、膨大な統計データを一目でわかるようにしている。すごい。かんぺきなのだ。

アドルフ・ケトレー（一七九六〜一八七四）……近代統計学の祖
ウィリアム・ファー（一八〇七〜一八八三）……イギリス医療統計の専門家

だが、これだけでは満足しないナイチンゲール。なんといっても、パンミュアはなかば軍組織の人間なのだ。いつ裏切られ、報告書をなあなあにされるかわからない。だからそれに先んじて手をうった。

なんと公式の報告書とは別に、個人的な文章も作成していたのだ。「英国陸軍の健康、能率および病院管理に影響を及ぼしている諸事項についての覚え書」。こっちのほうが圧倒的にくわしい。いつだれのせいで死亡率があがったのか、ジョン・ホール医師もふくめて、ガンガン、責任者の名前が記されている。そして、そのページ数がまたすごいのだ。なんと一〇〇〇頁。気合いパンパンである。

ナイチンゲールはこれを知りあいにばら撒いた。なかには、記者もいる。ようするに、さきに内容を公表してしまうことで、報告書を棚上げにはさせず、内容も変更させない。そうやって、パンミュアの退路を断ったのだ。やるな、ナイチンゲール。

姉の前で痙攣、失神、呼吸困難

しかし無理がたたったのだろう。一八五七年八月一一日、ついに発作をおこしてしまう。この日、ナイチンゲールはいらだっていた。もう報告書はできているのに、なかなかパンミュアが改革にのりださない。

ハーバートが説得して、うごくとはいってくれたのだが、そのハーバートもアイルランドにでかけて、釣りだの狩りだのにいそしんでいる。わたしには休息が必要ですと。暑いしね。バカンスなのだ。

ほんとうはナイチンゲールにも休暇が必要だった。だけど、もともと病弱だったうえに、クリミアから帰国してからはさらに体をわるくして、外出することもできなくなっていた。体中に激痛がはしる。

頭がいたい。背中がいたい。腰がいたい。ときどき高熱を発して、吐き気、めまい、倦怠感。それに呼吸困難だ。というか、気分が鬱々としてうごけない。食欲もなくて、この数週間は紅茶しか口にしていない。

これはなんなのか。ブルセラ症だ。まえにクリミアで病気にかかり、生死をさまよったはなしをしたとおもう。当時は原因がわかっていなかったが、いまでは家畜の乳や乳製品をつうじて、ブルセラ菌に感染したといわれている。

いちどかかると、長期間にわたって波状的にインフルエンザみたいな症状におそわれる。治ったとおもっても、また高熱。きつい。軽症だったら、数か月で自然に治るのだが、ナイチンゲールのように治らずに悪化してしまうケースもある。

慢性疲労やうつ病になやまされ、さらに骨髄炎や心内膜炎をおこしてしまう。体がいたい、息ができない。ときに重症化して、死にいたることもある。たいへんだ。

それでもやるべきことをやらなければと部屋にこもり、書類に目をとおしていると、姉のパースが遊びにきて、ムダ話をしはじめる。うるさい、うるさい。がまんできない。とつぜんナイチンゲールが叫びはじめる。うあああああああああ!!!

私は独りになりたい。まったく独りきりに……。もう四年間も独りになれたことは一度もないのだから。[41]

びっくりしたパース。すると、ナイチンゲールがガタガタと痙攣をおこし、失神してしまう。ギャア、フローちゃん。必死に介抱。だが目をさましてからも、なかなかおきあがれない。おきあがっても、ちょっと嫌なことがあると呼吸困難におちいり、また虚脱症状をおこしてしまう。メイおばさんがたすけにきてくれた。ベッドから指示をだして、手紙や資料の代筆をしてもらう。あいかわらず、固形物が喉をとおらない。極度にあおざめた顔。だれもがもう死ぬんじゃないかとおもっていた。

デンジャラス・エモーション

だが、ここからバイブスをぶちあげていくのがナイチンゲールだ。永遠のいまがみえてしまう。わたしの寿命はいままさに尽きようとしている。もはや明日はない。いましかない。いまこのときに全人生が凝縮される。この刹那の瞬間に、すべてのときをパンパンにつめこんで生きるのだ。

燃えつきる寸前の生命の輝き。バシバシと火花が散っていく。死をかんじる。刹那をかんじる。永遠をかんじる。全身全霊で生命のたぎりをかんじてしまう。死、死、死。生、生、生。これが生きるということか。血沸き、肉躍る。デンジャラス・エモーション。臨終のよろこびなのだ。

自分の身なんてどうなってもいい。あのひとを、まだみぬあのひとを救うんだ。いま死ぬつもりでやってやる。もはや、あとさきなんて考えない。死に物狂いで手紙をかいて、男たちに檄をとばす。もっと本気をだすんだよ。

しかしあれこれと難癖をつけて、改革を反故にしようとしてくる陸軍省。パンミュアやハーバートがねまわしをするが、うまくいかない。だが弱音をはくと、ナイチンゲールが怒りの火の玉を投げつけてくる。こわい。

あきらめるな。限界をこえろ。いのちを燃やせ。燃やせ、燃やせ、燃やせ。その躍動する生の火の粉が、パンミュアやハーバートの心に火をつける。うおお、やってやるよ。いま、できることを。

じつはハーバートもずっと体調がわるかったのだ。医者からは安静にしろといわれている。だけど、そんなことをいっているヒマはない。ゆずれない優しさがある。いま死ぬぞ、いま死ぬぞ。いのちを捨てて、シャカリキになる。その結果、報告書をもとに四つのテーマをもうけて小委員会をたちあげることになった。

41……セシル・ウーダム・スミス『フロレンス・ナイチンゲールの生涯（上）』（武山満智子、小南吉彦訳、現代社、一九八一年）四一一頁。

（一）兵舎の衛生状態を改善する
（二）陸軍統計局を設置する
（三）陸軍医学校を設置する
（四）陸軍医務局を再編成する

この小委員会がたちあがると、急ピッチで改革がすすめられていった。これで陸軍病院の死亡率がさがれば、他の医療機関も模倣するだろう。もしかしたら、それが世界中に伝播していくかもしれない。いや、そうさせなければいけない。まだまだやることはいっぱいある。だけど、そのまえにまずはこの成功をよろこぼう。やったぜ、ナイチンゲール・ブラザーズ。目一杯の祝福を君に。

統計は神の啓示でしょ

ところで、統計のはなしをしよう。ナイチンゲールは、あたまのかたい陸軍省の男たちとやりあうのに、近代統計学を武器にした。本人いわく。統計の数値は小説よりもおもしろい。ならば、かの女にとって、統計とはなんだったのか。

ナイチンゲール研究者のリン・マクドナルドは、その統計にたいするおもいを神秘主義と関連づけている。たとえば、小説「カサンドラ」も収録されている『思索への示唆』（一八六〇年）。この著作で、ナイチンゲールはこんなことをいっている。

神は、神自らの法則をもって統治されますが、人間は、それら神の法則を見出したときに初めて統治が可能となります。だからこそ人間は、未来に向けて、過去から多くを学びうるのです。[42]

人間は神の法則によって統治される。そうきくと、なんだか嫌なかんじがしてしまうが、ちょっとおもいだしてほしい。ナイチンゲールは神の啓示をきいている。予言や徴候のはなしをしたのもおぼえているだろうか。

ひとが永遠をかんじるとき、これからはじめて体験することなのに、あたりまえのように行動してしまう。しかも身を賭して、ひたむきに。それこそ宇宙が誕生するまえからずっとそうしてきたかのように、なんどもなんども永遠にくりかえしているかのように、おのずと身体がうごいてしまうのだ。

懐かしい未来。たしかナイチンゲールは、永遠の過去が永遠の未来と合致していく、という表現

42……リン・マクドナルド『実像のナイチンゲール』（金井一薫監訳、島田将夫、小南吉彦訳、現代社、二〇一五年）八一頁。

をつかっていたとおもう。なぜという問いなしに生きる。ひとだすけに根拠はいらないのだ。

それが統計にたいする関心に直結している。数学者、ラプラスの決定論をおもいうかべるとわかりやすいだろうか。よく統計にもちいられる確率の法則。ラプラスは『確率の哲学的試論』(一八一四年)で、こんなことをいっている。

したがって、われわれは、宇宙の現在の状態はそれに先立つ状態の結果であり、それ以降の状態の原因であると考えなければならない。ある知性が、与えられた時点において、自然を動かしているすべての力と自然を構成しているすべての存在物の各々の状況を知っているとし、さらにこれらの与えられた情報を分析する能力をもっているとしたならば、この知性は、同一の方程式のもとに宇宙のなかの最も大きな物体の運動も、また最も軽い原子の運動をも包摂さしめるであろう。この知性にとって不確かなものは何一つないであろうし、その目には未来も過去と同様に現存することであろう。[43]

なにをいっているのか。過去のある時点のデータさえあれば、そしてそれをすべて解析することができれば、未来におきることはすべて予測できる。この世に不確実なものはなにひとつない。いうね。決定論なのだ。

もちろん、ひとはほんとうにすべてのデータを手にすることはできないので、多少なりとも不確実になってしまうのだが、それでも確率計算をしてかんぺきにちかい未来予測をすることはできる。もはや人間の自由意志など関係ない。ひとがどうあがこうとも、そうなることは決まっているのだ。神かよ。

じっさい、ナイチンゲールはそこに神の啓示のようなものをみていたのだとおもう。永遠とまではいかないが、過去の未来だ。統計の数字をみていると、あらかじめ決まっていたかのように、その未来にいざなわれていく。

統計があれば根拠なしに決断できる

いや、そういわれると過去と未来が因果関係でガッチガチのような気がするけれど、じつはそうではない。むしろ逆なのだ。

ぼくらはふだん、なにをするにも根拠をもとめられる。なぜそうするのか。だいたい、いまだとカネになるからだ。カネにならないことをすると、根拠がないといわれてディスられる。一見すると、自分の意思でうごいているようにみえるけれども、ほんとうは「なぜ」でがんじがらめだ。だけど、確率の法則はちがう。過去が未来を決めているかのようにみえて、じつはそこに根拠は

43……ラプラス『確率の哲学的試論』（内井惣七訳、岩波文庫、一九九七年）一〇頁。ラプラスの決定論については、オリヴィエ・レイ『統計の歴史』（池畑奈央子監訳、原俊彦監修、原書房、二〇二〇年）を参考にした。

ない。具体的にこういう理由があって、こうすべきだといっているのではない。数字をみて、過去のデータがこうだからこうなるといっているだけなのだ。ひとの意思もなぜもなんにもない。なのに、その未来を選択することがあたりまえだとおもってしまう。こたえはいまだミステリー。確率とはなにか。不確実な状況のもとで、決断を可能にする手段だ。根拠なき決断をしよう。

ナイチンゲールはこれを武器にした。クリミア戦争での陸軍省。あれこれと理屈をこねて、やることをやらない役人たち。衛生面の問題を指摘しても、医学的な根拠はなんだといって、なおそうとはしない。

じっさい、まだ感染症の原因はわかっていなかった。細菌も、ウイルスもそれが科学的根拠としてみとめられるのはのちのことだ。それでもなんとなく、汚い、臭いとひとがバシバシ死んでいく。それだけはわかっていた。

陸軍省の人間たちはいうだろう。そんな薄っぺらな根拠じゃ、ああしろ、こうしろといわれても従うことはできない。おとといきやがれと。だからナイチンゲールはかましたのだ。これをみよ、レーダーチャート。

たしかに原因はわからない。だけど衛生状態がわるければ死亡率があがり、よくなれば、死亡率がさがる。もし今後も以前のような衛生状態をつづければ、これだけひとが死ぬでしょう。どうしますか。圧勝だ。

わたしたちの未来は、上から一方的に決めてよいものではない。陸軍の上層部がどれだけ改革はいらないと根拠をしめしてきても、統計は万人にひらかれている。その数値をみたら、だれもが改革をのぞんでしまう。だって、そうするものだもの。

おまえのいっていることには根拠がない？不確実だ？上等じゃないか。なぜはなくても決断できる。懐かしい未来にむかって、ひたむきに走れ。これ、神の法則ですから。あたらしい統治術の誕生だ。統計は神の啓示でしょ。

生権力としての統計学

しかし、これでナイチンゲールはパンドラの箱をあけてしまった。すくなくとも、イギリスの政治家たちは気づいてしまっただろう。こんなに便利な統治技術があったのかと。なにせ、自分たちにとって都合のよいデータをしめすことができれば、いくらでも未来を操作できるのだ。

とりわけ医療、公衆衛生、死亡率。人間の健康にかかわるデータは無敵である。数字をつきつけられて、死んじゃうといわれたらなにもいえない。しかも、数値をみているうちに、知らず知らずのうちに従ってしまう。だから支配されているともおもわない。おっかない権力だ。

哲学者のミシェル・フーコーのことばをつかえば、「生権力」だろうか。[44]もはや国のトップが上か

44……フーコーの権力論については、箱田徹『ミシェル・フーコー』（講談社現代新書、二〇二二年）を参考にした。

ら権勢をふるうだけでは、だれも従わない。たとえば、クリミア戦争の責任を問う声がうるさいからといって言論弾圧の法をつくったら、むしろ暴動でもおこりかねない。国のトップが「主権権力」を駆使して、禁止と懲罰をあたえるだけではダメなのだ。

そうではなくて、人間の生きかたやふるまい、生そのものにはたらきかけて、おのずと従ってくれるようにコントロールしていく。それが「生権力」だ。そして、その権力を行使するのにふたつの方法がある。ひとつが「規律」。

これは個人の身体に影響をあたえるものだ。軍隊や工場、監獄、学校など、みんなをおなじ場所にあつめて、一定期間、おなじことをやらせる。するとほんとうは上から命じられてやらされているのに、みんながやっているからあたりまえだとおもうようになっていく。足並みを乱してはいけない。

そしてもうひとつが「生政治」だ。これはひとを人口という集合体としてあつかい、数値とみなすということだ。たとえば、ナイチンゲールの師匠、ケトレー[45]。かれは平均人モデルをたてたひとだ。ほんらい、なんのかかわりもないひとたち。バラバラだ。そのあいだに統計をとって平均値をだす。

そしたら、イギリス人というのはこのくらいの身長で、このくらいの年収で、このくらいの寿命で、このくらい子どもをつくって、という標準値が出てくる。そして、それをつづけているうちに、いつしかはじめから「社会」なるものがあって、その正常な状態を統計がしめしているかのようにおもえてくる。倒錯だ。

だけどこの前提さえあれば、あとはかんたん。統計データをだせば、ひとはしぜんとその数字に社会をかんじてしまう。標準値から逸脱していれば、社会の異常。病院全体の死亡率はこのくらいなのに、陸軍病院はこんなに高い。

わかい兵士たちが続々と死んでいる。はやく変えなくちゃ。はやく、はやく。政府が危機をあおる。早急に改善を。そのためにみなさんの税金をつかいます。だれも逆らえない、逆らわない。だって、社会は防衛しなければならないから。みんなのリスクをみんなで管理。セキュリティをあげよう。「生政治」なのだ。

主権権力……法（懲罰）による支配
生権力　……人間の生そのものにはたらきかけて支配
（一）規律　⇓個人の身体へ（軍隊、工場、監獄、学校など）
（二）生政治⇓人口の管理へ（統計、社会防衛、セキュリティなど）

45……ケトレーと「社会」については、先述のオリヴィエ・レイ『統計の歴史』（池畑奈央子監訳、原俊彦監修、原書房、二〇二〇年）を参考にした。

賭け事をせずに運にまかせる人びと

もうすこし統計のはなしをつづけよう。これが現代の権力の肝だとおもうからだ。この数年、新型コロナウイルスが大流行。そのなかで、なにかと話題をかっさらっていたのが、哲学者のジョルジョ・アガンベンだ。

もともと、アガンベンはあらゆる科学が統計学的になっている現状をみて、それってヤバいよねといっていた。

科学は、もはや実在界を認識しようとはしておらず――社会科学における統計学と同様――実在界に介入してそれを統治することだけをめざしているのである。[46]

なにをいっているのか。現におこっていることなど関係ない。だいじなのは、統計上の数字。それが現実の世界にとって代わる。現実以上に現実的だとみなされるのだ。じっさい、みんなその数字をみて行動していく。

これもやっぱり確率をおもいうかべるとわかりやすいとおもう。たとえば、二個のサイコロをふって、一のゾロ目が出る確率はどうか。こたえ、三六分の一。なのだが、これはあくまで数字上のはなしであって、じっさいにサイコロをふって三六回にいちど出るということではない。ようするに、確率と現実はまったくの別物だということだ。確率はあくまで計算に計算をかさねて、合理的に設計された数字の世界。だけど、それが統計データとしてしめされると説得力をもってしまう。

というか、不合理なことがおこっている現実の世界よりも、現実的であるかのようにみなされるのだ。くりかえすと、じっさいになにがおこっているのかは問われない。ただ数字をみてリスク計算し、現実が合理的になるように行動してしまう。賭け事をせずに運にまかせる。それが統治だというのだ。

たとえば、ちょっとまえの安倍政権をおもいだしてみよう。ちなみに、いまこれをかいているきょうが命日でございます。二〇一二年、政権に返り咲いた安倍晋三は、たしか失業率をさげると公言していた。[47]

そしてみごと実現。一見すると弱者の味方だ。だけど、じっさいには役所に圧力をかけて、ガシガシと生活保護の申請をとりさげさせる。仕事がなければ死ぬんだよと、生活困窮者をおどしつける。あまえるな、はたらけ、このろくでなしどもと。

46……ジョルジョ・アガンベン『実在とは何か』（上村忠男訳、講談社選書メチエ、二〇一八年）一九頁。
47……安倍政権については、白井聡『長期腐敗体制』（角川新書、二〇二二年）を参考にした。めっちゃいい本だよ。

あるいは、失業率が減ったのは、団塊の世代が引退して人手不足になっただけのことだ。しかも、それで雇われることになったおおくのひとは正社員じゃない。非正規雇用だ。どんどん貧乏人がふえていく。

だが、安倍晋三はいう。わたしは弱者のみなさんの味方です。みてください、この失業率を。四パーセントから二パーセントまでさがりましたよと。おそろしいことに、これが効いてしまう。安倍さま、神さま、仏さま。万歳三唱だ。ガンガン支持率があがっていく。統計による統治である。数字、きらい。

神秘主義は「運にまかせず、その身を賭けろ」

さて、アガンベンでまとめておこう。このコロナ禍に、アガンベンは檄文を書きまくっていた。[48]いまや国家はなんでもあり。死の恐怖をつきつけて、とにかく危機をあおっていれば、非常事態宣言をだして人権侵害もなんのその。どんな強権をふるってもゆるされる。だって、ひとの命がかかっているんだもの。

これまではテロリズムの危機をあおらなければ、なかなかセキュリティの論理をふりかざせなかったけれども、いまではコロナというかっこうの材料がある。そして、その脅威をあおる最たる手段が統計だ。感染者数と死亡率。これさえたれながしておけば、国家がなにをやってもみんなおのずと従ってくれる。あとはもっともっと民衆を飼い馴らしていくだけのことだ。だからアガンベンは声をあらげた。国家のいうことはぜんぶウソ。統計データなんて信じてんじゃねえよ。コロナの死亡率をインフルエンザと比較したら変わらないじゃないか。こんなのただの風邪。国家はいたずらに生命の危機をあおって、民衆を家畜のように支配したいだけなのだと。

これでアガンベンは世界中からバッシングをうけて、陰謀論者あつかいされてしまう。しょうじき、わたしはコロナに感染して二か月ほど鼻がきかなかったし、あたまがぼんやりとして、ひとまえでしゃべったり、文章を書けなくなった。

それに五キロも痩せたので、もうちょい歳をとっていたら死んだなとおもっている。だから、実感としてコロナは風邪じゃないとおもうのだが、しかしアガンベンのいいたいことはよくわかる。まるで魔法にでもかけられたみたいに、人間の未来が操作されていく。数字がこわいんだよ。

どうしたらいいか。ナイチンゲールの神秘主義にたちもどろう。やっぱり統計と神秘主義はちがうのだ。たとえば、「なぜという問いなしに」。はじめてのことなのに、あらかじめそうなることがわかっているのだが、もしそれが計算された予言みたいになってしまったら、ひとを支配する道具にしかならないだろう。われに従え、さもなくばみな死ぬぞと。新興宗教かよ。

48……コロナ禍での発言については、ジョルジョ・アガンベン『私たちはどこにいるのか？』（高桑和巳訳、青土社、二〇二一年）を参考にした。

神秘主義に計算はいらない。確率計算が賭け事をせずに運にまかせるものだとしたら、神秘主義はその逆だ。運にまかせず、その身を賭けろ。一回、一回のさいの目に、人生丸ごと賭けるのだ。それが真の意味で、現実を変革する力なのだとおもう。いまこの瞬間に宇宙のすべてのときをつめこんで。永遠のいま。神秘の力で、数字の魔法を無効化しよう。陰謀主義者宣言。

ところで、一八五八年、ナイチンゲールはウィリアム・ファーに推薦されて、ロンドン統計学会の会員になった。女性としては初のことでした。ということで、本編にもどってまいりたいとおもいます。

インド大反乱じゃあ

陸軍の医療改革をなしとげたナイチンゲール。これで満足したかとおもいきや、そうではない。むしろ、もうすぐ燃え尽きようとしているこの命をフルにつかいたいと、シャカリキになってとまらない。

おりしも一八五七年五月、インド大反乱の勃発だ。翌年にかけて、イギリス植民地支配にたちむかうインドの民衆たちと、それをガシガシ鎮圧していくイギリス軍との戦闘状態になった。

当初はイギリスの兵士たちを心配し、病体にムチうって現地までいこうとおもっていたナイチンゲール。だがその内実をきいて、青ざめてしまう。戦闘での被害は、イギリス側が四〇〇人。これにたいして、インド側の死者はなんと一〇万人だ。しかも殺しかたがあまりにもえぐすぎる。捕えられたインド兵の捕虜たちは、見せしめのために大砲の口先に縄でしばりつけられ、そのままドカーンとぶっぱなされる。コッパ微塵だ。それをみたイギリスの兵士たちはウヒョオと歓声をあげ、さらなる殺戮にむかっていく。大虐殺なのだ。とほほ、わたしはこんな連中のために……。

なにがおこっているのか。調べてみれば、イギリスの植民地統治がひどすぎる。まずいきなり税制を変えた。それまでは農作物のとれだかにたいして税がかかっていたのに、こんどは土地に税をかけたのだ。

収穫はなくても、カネをはらえ。とうぜん利益をあげられないような貧しい農家はやっていけない。税金を滞納し、土地をうばいとられていく。食っていけない。飢餓で苦しむ貧民があふれかえった。

それに、もともと盛んだったインドの木綿産業。だけど、イギリスは自国の綿製品を輸出したいものだから、インドの人たちにインド製品の着用禁止令をだす。ひどい。これでインドの木綿産業は没落。街中に失業者があふれかえった。

まさに地獄。がまんできない。それで身をかえりみずに決起。インド全土にわたる大反乱がまきおこったのだが、メタクソに鎮圧。くうっ。なにかしてあげたい。心を痛めるナイチンゲール。せめて自分がもっている知識だけでも、インドの人たちにつたえたい。たすけなくっちゃ。

どうしたものか。インドでも陸軍病院の衛生面を改善すれば、そのやりかたがインド全土にひろがっていくのではないか。そこからさらに看護の知識をインドの女性たちにもつたえていきたい。というか、飢餓をなくすには灌漑事業が必要だ。カネはかかるけど、イギリス政府にやらせなければ。

そのためにはやっぱり力がほしい。とおもっていたら、一八五九年、シドニー・ハーバートが陸軍大臣に就任した。バッチグー。すかさず、インド問題で王立委員会をつくれとプレッシャーをかける。ははあ、かしこまりました。「インド駐在英国陸軍の保健に関する王立委員会」を設立した。

しかしなかなか意見がとおらない。ハーバートもがんばるけれど、インドに詳しい連中は聞く耳をもたない。おまえら素人の意見はきけないよと、いくら提案をしてもつっぱねられてしまうのだ。

じっさい、ナイチンゲールもかんぺきではない。いつも換気にこだわるナイチンゲール。インドの病院でもそうするべきだと提案していた。だけど、インドの病院でずっと窓をあけていたらどうなるか。ブンブン、蚊がはいってくる。かゆい、かゆい。そのうちにマラリアの大流行だ。やっちまったなあ。

やっても、やってもむくわれないハーバート。だんだんと憔悴してくる。なんか疲れがとれない。医者からは腎臓を壊している、安静にしろといわれた。どうしよう。陸軍大臣を辞めようか。ナイチンゲールに相談すると、ダメだという。仕事を辞めたら、むしろ気がぬけてポンと死んじゃいますよ、もっとはたらくのですと。わたしもすぐに死にますから。がんばれ、ハーバート。なにがそうさせるのか。殺されても、殺されてもたちあがってくる民衆たちが、ナイチンゲールに憑依したのだ。インド大反乱じゃあ。

わたしこそ真の未亡人なのです

だが、ハーバートの容態がどんどん悪化していく。休ませて。でもナイチンゲールがみとめてくれない。ついに倒れて、心も折れた。陸軍省を辞したい。そういって、一八六一年七月、ハーバートは湯治場にひっこんでしまった。

ブチきれるナイチンゲール。ひたすら手紙を送りつづけた。おまえなにをいっているんだ。仮病つかってんじゃねえぞ。もっと本気だせよ。ほんとのおまえをみせてくれ。たて、たつんだ、ハーバート。

しかし、それからしばらくしてのことだ。妻のエリザベスから手紙がとどく。ひらいてみると、こう書いてあった。八月二日、わたしの愛する夫、シドニー・ハーバートが亡くなりました。過労死である。遺言として、こんな言葉をのこしたという。

可哀そうなフロレンス……可哀そうなフロレンス、二人の仕事はまだ終わっていないのに。[49]

49……セシル・ウーダム・スミス『フロレンス・ナイチンゲールの生涯(下)』(武山満智子、小南吉彦訳、現代社、一九八一年)八八頁。

息をひきとるまえに、そう二回ほどつぶやいたという。かわいそうな、フローレンス。それはハーバートの口癖だった。うう、ううっ！

それでもナイチンゲールはうごきをとめない。むしろ必死さに拍車がかかる。親友が死んだ。わたしも死ぬ。やれることをやろう。でもはたらいても、はたらいても、なかなか死なない。さきにまわりがおかしくなっていく。

まずはメイおばさんだ。ナイチンゲールが倒れてから、ずっとそばにいてくれた。余命いくばくかの姪っ子のために、事務作業を手伝ってくれた。だけど、三年ほどつきあったが、いっこうに死ぬ気配はない。あれ？むしろ自分の体が悲鳴をあげている。おまけに家のこともほったらかし。もういいだろうとサムおじさんがむかえにくる。だけど、ナイチンゲールはおじに激怒。女は家のために犠牲になってもよいというのか。女は夫に仕えればいいというのか。メイおばさんはわたしと志をともにして、人民のためにはたらいているんだ。ジャマをするなと。だがメイおばさんは家にもどってしまう。

しょうじき、体がしんどいのだ。ハーバートも過労死。もう休みたい。これにブチきれたナイチンゲール。なんどもメイおばさんに手紙を送って、口ぎたなく罵った。あん畜生、わたしを見捨てる気か、裏切り者。だが、おばさんはもどってこない。二人は絶縁状態になってしまった。

だいじょうぶですよ、ぼくはいつでもここにいるから。そういってくれていたのは、詩人のアーサー・ヒュー・クラフだ。クラフはメイおばさんの娘婿。じつのところ、お相手にあたるブランチさんを紹介してくれたのは、ナイチンゲールだ。

このクラフさん。めっちゃ頭脳明晰で、詩の才能にもあふれていたのだが、ど貧乏。メイおばさんとサムおじさんからは結婚を反対されていたのだが、ナイチンゲールがおしにおしまくってオッケーをとってくれた。大恩人なのだ。

アーサー・ヒュー・クラフ（一八一九〜一八六一）……詩人、メイおばさんの娘婿

なによりナイチンゲールに心酔していたというのもある。手伝いたい。メイおばさんといっしょに、口述筆記や文章の代筆、手紙の投函、資料整理など事務作業をひきうけた。だが、その量がハンパないのだ。

これにくわえて、クリミア戦争中にナイチンゲール基金がたちあげられたのをおぼえているだろうか。その運営にもたずさわってくれた。激務につぐ激務、そしてさらなる激務だ。やがてクラフも体をこわしてしまう。

心労がたたったというのもあるだろう。なにせナイチンゲールを手伝いはじめてから数年間、いちども詩を書けていないのだから。ぜんぜん自分の時間がとれない。休みたい。ちょっと海外旅行にいってくる。いいよ。

ギリシア、トルコ、フランス、スイス。ああ、たのしい。妻のブランチも合流し、いっしょに船

でイタリアへ。フィレンツェ旅行だ。とおもっていたら、マラリアに感染。そのまま帰らぬ人となった。一八六一年一一月一三日、まだ四一歳だった。

知らせをうけたナイチンゲール。うわああああ、ウソだといってくれ。どうして、どうして。ずっとそばにいるっていっていたのに。ひと目も気にせずに泣きじゃくった。もうおしまいだ。さすがのナイチンゲールも、いっぺんに三人の親友をうしなってガックシきてしまう。のちにこういっている。

> 予言者エゼキエルは、予言者の『証し』として裸で走りまわりました。現在の我国の習慣からいって、私には裸で走りまわるようなことはできませんが、その代わり『証し』として頭上に未亡人の帽子を三つかぶってこう叫びましょう。この帽子はシドニー・ハーバートのためのもの、私がほんとうの意味での彼の未亡人です。またこれはアーサー・クラフのためのもの、私こそ彼の真実の未亡人です。（私には切られる脚が二本もあり、普通の人には一本しかない。でもちっとも嬉しくはありません）。そして、このいちばん大きな帽子は、かつて私と最も親しく、私の最愛の人であった女性の共感を喪った証しです。（すなわちそれはメイ叔母のことです。私たちは互いに恋人同士のようでした。）[50]

親友たちの生命と共感をうしなって、出てくることばはただひとつ。わたしこそが真の未亡人だ。

まわりからはおまえにコキつかわれたせいで、寿命を縮めたんだと責められたらしいが、そんなの一笑にふしてしまう。おまえら未亡人にむかって、なにをいっているんだと。このひとをみよ。みんなナイチンゲールとともに、いま死ぬつもりでうごいて、いま死んだのだ。四人でいくつもの夜をこえて、あたらしい朝が目のまえだったのに。深く目をとじて、いま天女のように、おまえはひとり空へかえる。ごめんね、ごめんね。

看護の伝道者をつくる

シドニー・ハーバートの死で、陸軍省とのパイプをうしなったナイチンゲール。ここからは本業で力を発揮していく。

すこし時間はさかのぼって、一八五九年二月、ロンドンにあるセント・トーマス病院の医師がナイチンゲールをたずねてきた。一二世紀からある有名な病院だ。どうも病院の敷地が新設の鉄道ルートにはいってしまったらしく、どうしたらいいか決めかねているというのだ。

アドバイスをもとめられたナイチンゲール。即答で、土地を売れという。それで新天地に最高の病院をつくるのだと。なんなら、わたしの病棟設計図をつかいますか。おお、ありがたい。そうし

50……セシル・ウーダム・スミス『フロレンス・ナイチンゲールの生涯（下）』（武山満智子、小南吉彦訳、現代社、一九八一年）一一三頁。

ましょう。じっさい、一八七一年に新設された病院の南棟には、例の「ナイチンゲール病棟」がとりいれられている。

これでセント・トーマス病院との距離がグッとちかづいた。やっぱりここがいい。まえまえからナイチンゲール基金のつかいみちを考えていたナイチンゲール。せっかくだし、看護学校をつくりたい。直接、看護師や医師の指導をうけるには、大きな病院のなかにつくれるとよいのだけど、どうだろう。

病院にもちかけてみると、ぜひやりましょうという。やったぜ。一八六〇年七月開校。セント・トーマス看護訓練学校だ。ひとよんでナイチンゲール・スクール。近代的な教育システムというのだろうか。特定の宗教の影響をうけずに、本格的な看護教育をほどこしていく。その点では史上初のこころみだ。

ちなみに、この学校はたんに患者をみる看護師を育てるところではない。看護師を教育できる看護師を養成する学校なのだ。高度な医療をまなんだ看護のスペシャリストにして、教育者。全国の病院には、まだまだ訓練をうけていない看護師がたくさんいる。食うにこまる生活をしていて、看護学校があってもかよえない。

卒業生たちは、そんな看護師たちとともにはたらきながら、もてる知識をつたえていく。看護の伝道者なのだ。いまみたいにカネもちの患者があつまってくる有名病院にだけ、すぐれた看護師がいるのではダメだ。看護は万人のために。ケアをひらく。それがナイチンゲール・スクールのめざすところだ。そんな学校だったので、卒業生たちは引く手あまただった。大人気なのだ。

最底辺の貧者をすくえ

そんな理念に共鳴したのだろう。一八六一年、リバプールの慈善事業家、ウィリアム・ラスボーンから手紙がとどいた。あなたの看護の精神に共感いたしますと。ラスボーンは地域訪問看護の先駆者として知られているひとだ。

貧民街には、病で苦しんでいるのに、カネがなくて病院にいくこともできない人たちがたくさんいる。たすけなくっちゃ。地域でカネをだしあって、貧民街に看護師を派遣していく。一八五九年から、ちょっとずつ実践しはじめていた。

飢えと病に苦しんでいる人たちに、ちゃんとした医療をとどけたい。これはあなたからまなんだことですよ、ナイチンゲール。そういわれると、ナイチンゲールもまんざらではない。すぐに返事をかいた。ともに闘おう。

ウィリアム・ラスボーン（一八一九～一九〇二）……地域訪問看護の先駆者

それからしばらくしてのこと。一八六四年、ラスボーンから相談がきた。いまリバプールの救貧院病院の改革にのりだしています。ですが、なかなか苦戦していまして。お力を貸していただけませんか。たすけて、ナイチンゲール。

それにしても、あの悪名たかい救貧院だ。仕事にあぶれ、街で物乞いをしている貧者たち。これで生活できたら、だれもきつくてつらい労働なんてやらなくなってしまう。だから、そいつらを目にみえるところから排除しなくてはならない。捕まえて、矯正施設にほうりこむ。別名、「貧者の監獄」なのだ。

おら、はたらけ、このクズども。仕事がないのは、おまえらの怠惰のせい。それを病気とみなして治療していく。毎日、おなじ時間におなじ作業をくりかえす。みんなはたらくのがあたりまえ。健康な身体だ。さっき生権力のはなしをしたけど、フーコーのいう「規律」の典型なのだ。

食事もひどくて、栄養がとれない。肥料用に動物の骨をくだく作業をあてがわれた囚人たちは、その骨をかじって耐えしのんだ。寝床もギュウギュウ詰め。ひとり病気になれば、ガンガン感染していく。

重病とみなされれば、救貧院病院にはこばれる。ここは地域の貧民にもひらかれた病院なのだが、これまたひどい。まともな医者や看護師が一人もいないのだ。診察や手術のための機材もないし、消毒液も薬もなんにもない。入院患者に食べさせる食料もない。なぜか。それが国家の方針なのだ。

救貧院は、貧者を救うための施設ではない。あくまで見せしめの場である。だから、最底辺の労働者よりも最低の生活をしていなければならない。くたばれ、クズども。やばいよ、ヴィクトリア。

ラスボーンがわれわれの手で、この最底辺よりも最底辺の貧者たちを救いませんかといっているのだ。ナイチンゲールもノリノリだ。やってやろうじゃないの。死に瀕している者たちを足蹴にするような国の政策も女王の威信もクソ喰らえだ。「規律」の権力にいっちょうかましてやろう。ケアをひらく。

推しの子ジョーンズと救貧法リニューアル

いまここで救貧院病院の改革に成功すれば、「救貧」のイメージをひっくりかえすことができるかもしれない。貧困は病気みたいにいわれているけれども、そんなの、そのひとの事情なんてなにひとつ考慮せずに、はたらかないことを怠惰とみなし、はたらけといっているだけじゃないか。ナイチンゲールいわく。病気は自然の回復過程なのだ。自ずから然り。目のまえに飢えて苦しんでいるひとがいれば、おのずと手をさしのべてしまう。相手が善なのか悪なのか。たすけてあげたら得をするのか、損をするのか。そんなことはどうでもいい。ただ救うのだ。生の無償性。それが真の救貧だ。

それを世間にしらしめるためには、実践してみせるしかない。行動によるプロパガンダだ。ナイチンゲールは、看護訓練学校の卒業生を派遣することに決めた。白羽の矢をたてたのは、アグネス・ジョーンズ。かの女はナイチンゲールにあこがれて、クリミア戦争のあと、ドイツのカイゼルスベルトのディアコネス学園に入学。そこで修行をして、看護師になったというひとだ。わたしもナイチンゲールになりたい。

さらにナイチンゲールがセント・トーマス看護訓練学校をたちあげるときくと、もういてもたってもいられずに志願。学生となった。成績は最優秀。ダントツでトップだ。しかも人望にあつく、仲間の看護師をたばねる力にももっていた。卒業生のなかで、圧倒的にすぐれていたのだ。推しの子である。

ナイチンゲールはジョーンズを推した。この子を看護師長にどうか。そりゃラスボーンはオッケーだ。だけどジョーンズがしぶる。きびしい任務であることがわかっているからだ。だけど、あのひとに期待されている。そうだ、わたしはナイチンゲールの推しの子なのだ。やるしかない。アグネス・ジョーンズ、いきます。

ジョーンズは卒業生一二人をひきいて、リバプールの救貧院病院にむかった。いってみると、ほんとうになんにもない。医薬品もベッドも食料も。不衛生そのもので、ほんらい入院患者をうけいれる体制ではない。でも、毎日、救貧院からも、貧民街からもドッとひとがおしよせてくる。まるでスクタリの再来のようだ。手紙で、そういってくるジョーンズにたいして、ナイチンゲールはなんども、なんども激励の手紙をおくった。がんばれ。いっしょに自分の限界をこえよう。ジョーンズは命を燃やす。そのかいもあってか、救貧院病院は劇的に改善されていった。

アグネス・ジョーンズ（一八三二〜一八六八）……ナイチンゲールの推しの子

さすがに愛弟子たちががんばっているのだ。ナイチンゲールも後方支援をしないわけにはいかない。救貧院がたいへんな理由のひとつは、カネ。貧民ばかりがあつまってくるこの病院。とうぜん、もうけがない。だからどうしても自力では必要物資が買えないのだ。どうしたらいいか。

そんなときに政府でもちあがっていたのが、救貧法のリニューアルだ。ならばと、ナイチンゲールは提言をする。そもそも貧しい地域の病院がもうからないのはあたりまえ。貧民にはカネがないのだ。だったらもうかっている病院もふくめて、首都圏の病院全体で会計をとればいい。もうかっている病院が、もうかっていない病院の赤字を補うのだ。それこそ、相互扶助。医療の神髄というものではないだろうか。たすけあいの精神を制度に書きこむのだ。万人に必要なサービスは、万人に提供されなければならない。無償で、もしくは超低価格で。ユニバーサルサービスだ。

これが一八六七年、首都圏救貧法にもりこまれていく。発想としては、現在のＮＨＳ（国民保険サービス）の原型だろうか。公費をつかって国民皆保険を実現し、だれもが医療をうけられるようにする。ナイチンゲールはこういった。看護に理由はいらない。カネはなくてもたすけるのだ。だって、ケアだろ。

よし、これでいける。そうおもったやさきのことだ。一八六八年二月一九日、悲報がはいる。アグネス・ジョーンズ急死。死因はチフスだけど、あきらかに疲労がたまっていたのだ。過労死である。……。まさか自分の後継者だとおもっていた子が、こんなにはやく逝ってしまうなんて。しかもわたしのせいで。オオ！

さすがにジョーンズの代わりはきかない。救貧院病院の改革は、そこでとん挫してしまった。しかしかの女のおかげで、優秀な看護師がどれだけすごい力をもっているのかが証明されたのだろう。ラスボーンのとりくみに、続々と協力者があらわれる。地域のみんなでカネをだしあい、リバプールの各区に訓練された看護師を派遣していく。そのだんどりがととのったのだ。

それにちょっと先のことになるが、一八七五年にはナイチンゲール・スクールの卒業生が中心となって、「首都圏および全国看護協会」を設立。この団体が、ガシガシと地域看護のとりくみをすすめていく。とうぜん、ナイチンゲールも支援する。おもいはつうじたのだ。アグネス・ジョーンズによろしく。

国家にケアをうばわれるな

それからのナイチンゲール。さすがにずっとホテルの一室にはいられないと、しばらくロンドンの借家を転々としていたのだが、一八六五年、サウス街一〇番地の一軒家を貸してもらって終生、そこに住むことになった。やっぱり体の調子がわるくて、あまり外出はしない。できれば、だれにも会いたくない。

でも、どうか一目だけでもどうかどうかどうかというひとがおおかったので、一日一人だけ面会すると決めた。逆にいうと一国の首相がたずねてきても、すでに他のひとに会っていたら断るのだ。だって、一人しか会えませんから。

さて、一八七二年八月、ロンドンにあのアンリ・デュナンがやってくる。赤十字の創設者だ。スイス出身のデュナン。一八五九年、イタリア統一戦争のとき、たまたま激戦地をとおりかかって、死傷者がゴミくずのようにうち捨てられている様子を目撃してしまう。たすけなくっちゃ。敵味方の区別なく、教会に運んで救護した。

むろん怒って声をあらげる人たちもいる。なんで敵国の畜生どもをたすけるのだ。こいつらが復帰したら、俺たちは殺されるかもしれないんだぞ。だけど、デュナンはこういった。人類は兄弟だから。ひとだすけに国家など関係ない。友も敵もないんだよ。どんな武力紛争下でも、人間は人間らしくあつかわれなくてはならない。

アンリ・デュナン（一八二八〜一九一〇）……赤十字社の創始者

さて、ロンドンの講演会にやってきたデュナン。わたしがもっとも尊敬しているのはナイチンゲールですといったらしい。聴衆からは拍手喝采。デュナンからしたら、イギリスの国民的英雄に気をつかっただけかもしれないが、これでなぜかナイチンゲールが赤十字の創設者というイメージがうまれてしまう。

もちろん、思想的に無縁だったわけではない。ナイチンゲールも医療に敵味方は関係ないといっていた。たとえば、南北戦争。ナイチンゲールは奴隷廃止論者なのだが、北軍にも南軍にも衛生管理の方法をつたえている。

たとえそれで奴隷制を死守すべく、南軍の兵士たちが息をふきかえしてしまったとしても、ケガ人と病人は救うのだ。国家にケアをうばわれてはいけない。だって、国家のために身を捨てて、みんなを守るといったら敵兵を殺すことにしかならないからね。看護は国境をつきぬける。ビバ、赤十字。

ちなみに、デュナンが自分を尊敬しているときいたナイチンゲール。ふふ、いいじゃないか。気分をよくして、よかったらクレイドン・ハウスにいらっしゃいませんかと招待状をだした。クレイドン・ハウスというのは、姉、パースの嫁ぎさきだ。大豪邸。自然環境もいいので、たまに保養にいっていた。

だが、デュナンは会いにこなかった。理由はわからない。別に政府の要人でもないし、会う必要をかんじなかったのかもしれない。あるいは逆に、もしほんとうにナイチンゲールにあこがれていたのだとしたら、本人には会わないほうがよいこともある。幻滅したくない。緊張もするしね。グッバイ、デュナン。

それからしばらく表舞台に出てこなかったナイチンゲール。ふたたび登場するのは、もう六〇代後半。一八八六年のことだ。すでに看護師の地位はあがり、イギリス各地に看護学校も設立されていた。

しかし、学校によってレベルはマチマチだ。あのひととこのひと、ほんとうにおなじ看護師なのか？　そしたら、そこに統一された基準をもちこもうとするのが、国家というもの。政府が看護師の国家登録制度をつくろうといいはじめた。全国統一試験をやって、合格者に看護師の資格をあたえる。逆に、国家に公認されなければ、看護師としてはみとめないということだ。

いまではふつうになっているが、当時はそうじゃない。これをきいて、ナイチンゲールは大激怒。猛反対だ。このままでは、看護師がもっている偉大な力が根絶させられてしまう。いかなる試験や選抜制度をもってしても、質のわるいもののなかから、質のよいものを選びだすことなんてできないんだよと。口がわるい。

なにがいいたかったのか。そりゃ知識については試験の点数ではかれる。だが、看護にとってだいじなのは、憑依としてのケアなのだ。苦しんでいる相手をみたら、国家の命令なんてどうでもいい。自分の身がどうなろうとかまわない。相手のおもいすら関係ない。あなた以上のあなたになりきって、なんだってしてしまうのだ。

むろんこれをやるのはすごく難しい。すこしでも強引になってしまったら、自分本位で相手を支配してしまうし、逆に相手に、あるいは国家にそれを強いられてしまったら、悲惨な自己犠牲を強いられる。地獄の支配だ。そうではなくて、ただひとを救いたい。支配のない共同の生をつくれるかどうか。ケアは繊細なのだ。

そんな厄介なものを点数ではかれるわけがない。ともにはたらきながら、ゆっくり身体でおぼえていくしかないのである。だけど、試験さえとおればいいとなったら、みんなそれしか考えなくなるだろう。目標は試験合格。ちゃんちゃらおかしい。

だから、ナイチンゲールはおもったのだ。看護師の国家登録制度は、看護にとって最もだいじなものを破壊しようとしている。ぜったいにとめなくてはならない。国家にケアをうばわれるな。

じっさい、このときは猛烈な反対運動がまきおこって、登録制度の阻止に成功した。これが制度として機能しはじめるのは、ナイチンゲールが亡くなったあとのことだ。ナイチンゲールの圧勝である。

看護を感染させるのだ

はてさて、七〇代になったナイチンゲール。公の場からはすがたを消した。しかし、やるべきことはまだまだある。さっき、クレイドン・ハウスのはなしはしたとおもう。姉の嫁ぎさきのお屋敷だ。

結婚相手はハリー・ヴァーネイ。政治家で、すさまじいカネもちだ。しかもナイチンゲールの大ファン。いちどはナイチンゲールにプロポーズしてきたのだが、断ったらお姉ちゃんと結婚してしまった。なんだかな。ま、いっか。めちゃくちゃ教養があって、はなしがあうのでちょくちょく遊びにいっていた。

ハリー・ヴァーネイ（一八〇一〜一八九四）……政治家、姉パースの夫

そして、一八九三年、ヴァーネイから相談をうけた。日ごろから病気にならないように、なにかよいアドバイスはありませんか。承知。ナイチンゲールはクレイドン・ハウスの家政婦さんや、近隣の村人たちに公衆衛生のいろはを手ほどきしてあげた。みんな喜んでくれた。これでもう病院いらずですね。……、あっ。

そうか、その手があったか。それまで地域看護に力をいれてきたナイチンゲール。だが、看護師を派遣するにも限界がある。村に常駐しているわけじゃないし、緊急時にすぐに駆けつけられるとはかぎらない。

だったら、かんぜんに専門的とまではいかなくても、だれもがある程度、看護と医療の知識をもっていればいい。どこの村にもヘルスミッショナーをおいて、伝道につとめるのだ。健康伝道者である。

そのひとが村人の教育に成功すれば、その村人が伝道者となって、またあらたな伝道者をうみだしていく。それこそウイルスにでも感染していくかのように、つぎからつぎへと看護の技術が伝染していく。ケアをまき散らせ。

そんなはなしをヴァーネイにすると、すばらしい、ぜひやりましょうといってくれた。伝道者の養成講座もひらいてくれた。ひょんなことから、クレイドン・ハウスがヘルスミッショナーの実験場となったのだ。たのしい。

病院を罷免しよう

しかし、地域看護から看護師登録制度への批判。そしてヘルスミッショナーにいたるまで、シャカリキになっていたナイチンゲール。その思想をいったいなんとよべばよいだろうか。わたしは「脱病院化」だとおもう。

じつはナイチンゲール、「貧しい病人のための看護」（一八七六年）で、「病院というものはあくまでも文明の途中のひとつの段階を示しているにすぎない」[51]といっていた。医療の未来に病院はないと。この一文だけだと、ほんとうにそうかとおもわれるかもしれないが、もっとまえに、いとこのヘンリー・ボナム・カーターに宛てて、こんな手紙を書いていた。

> **およそ看護の最終目標は、病人を彼ら自身の家で看護することだというのが私の意見です。私はすべての病院と施療院が廃止されることを期待しています。でも、二〇〇〇年のことについていま話したところで何にもなりませんね。**[52]

あらゆる病院は廃止されなければならない。というか、二〇〇〇年にもなれば、もうなくなっていることでしょうといっているのだ。まあ、いまだになくなってはいないですけどね。お世話になってます。

しかしナイチンゲール病棟よろしく、あれだけ近代的な病院設計にこだわって、しかもそれを世界中にひろめたナイチンゲールが、直球で「脱病院化」を示唆しているのだ。この手紙をはじめて知ったとき、わたしはおどろきをとびこえて、ププッとふきだしてしまった。どうかしてるよ。いったい、これはなんなのか。

もちろん物理的な意味もある。ナイチンゲールが病院設計に手をだしたのは、病院にくるとひとが死ぬからだ。クリミア戦争の兵舎病院でもそうだったし、統計をとってみたら産婦人科の死亡率もめちゃくちゃたかい。

家で出産をする貧乏人よりも、カネがあって病院出産をする女性たちのほうがたくさん死んでいる。体力の弱っている患者が、不衛生で換気のわるい場所にいたら感染症にかかってしまうのだ。ナイチンゲール病棟はそれを避けるための設計である。ということは、最大の感染症対策は病院

51……フローレンス・ナイチンゲール「貧しい病人のための看護」(『ナイチンゲール著作集 第二巻』薄井坦子他訳、現代社、一九七四年)六三頁。

52……ヘンリー・ボナム・カーター宛の手紙(一八六七年六月四日付け)。この訳文は、小玉香津子『ナイチンゲール(人と思想155)』(清水書院、一九九九年)二一八頁より引用させていただいた。

にこないことだ。病院にはこなければこないほうがよい。

看護は魂にふれる革命だ！

しかし、それだけじゃない。ナイチンゲールにはあくまで「脱病院化」とよべる思想があった。「病院」を前提とすることであたりまえになっている、治療する側と治療される側の垣根をこえようとしていたのだ。

もともとナイチンゲールの看護論はそういうものだった。相手をおもい、われをわすれる。自他の区別をみうしなう。自分を消滅させるほどの力をふるう。あなたを救うために命の炎を燃やし尽くす。たとえ相手がたすからないとわかっていても、ムダだとわかっていてもそうしてしまう。だれのためでも、なんのためでもない。だれになにをいわれても手をさしのべる。なにものにも従属しないその力。そこに神を感じてしまう。このうえない生の歓びを感じてしまう。燃やせ、燃やせ、燃やせ。おのれの命を焚き木にして、生の炎を燃えあがらせろ。いくぜ、デンジャラス・エモーション。

ナイチンゲールが火をつける。その炎のなかに、看護師たちがわれもわれもと飛びこんでいく。その火の粉が燃えうつる。身内や友だち、地域の人たち。その知恵が、技術が、精神がつぎからつぎへと乗り移っていく。だれが救う側で、だれが救われる側なのか。わたしもわたしもわたしも、ケア。みんなナイチンゲールだよ。

看護はひとつの芸術（an art）であり、それは実際的かつ科学的な、系統だった訓練を必要とする芸術である。[53]

看護は芸術だ。集団的な生の表現なのだ。ケアの力を表現すればするほど、デンジャラス・エモーションがとぐろを巻いていく。治療するのか治療されるのか、能動的なのか受動的なのか、主体か客体か、その区分を破壊していく。近代的な個人の生をとびこえて、あたらしい共同の生を表現していく。

まだイメージしづらいだろうか。わたしだったら、二〇一〇年代初頭のギリシアをおもいうかべてしまう。このころギリシアは財政破綻。ＥＵやＩＭＦ（国際通貨基金）から融資をうけるために、政府は極端すぎるほどの緊縮政策をとった。社会保障費をガンガン削り、さらには大増税だ。[54]これに民衆が怒り心頭。ゼネラルストライキを決行する。医療機関もふくめて、すべての経済活動をとめてしまう。さらには日々、街頭にくりだして大暴動だ。警察にぶちのめされてケガ人続出。

53……フローレンス・ナイチンゲール「看護婦の訓練と病人の看護」（『ナイチンゲール著作集 第二巻』薄井坦子他訳、現代社、一九七四年）九七頁。

54……このころのギリシア経済については、ハイナー・フラスベック、コスタス・ラパヴィッツァス『ギリシア　デフォルト宣言』（村澤真保呂、森元斎訳、河出書房新社、二〇一五年）が詳しい。おすすめだ。

すると街のいたるところに無料診療所が設置される。

医師や看護師がボランティアで駆けつける。その指示をうけて、われもわれもと救助をおこなう。だけど、どこの工場も止まってしまって医薬品がない。支援物資はとどくけれど、消毒液すらたりないのだ。もうダメだ。

そしたら心ある労働者たちが、倒産した工場を不法占拠。元タイル工場だったその空間を、またたくまに消毒液ジェルの製造工場に変えてしまう。[55] それを超低価格で提供していく。ケア、ケア、ケア、そしてさらなるケア。救うものが救われるのだ。その熱情の渦のなかで、だれもかれもがナイチンゲールになっていく。

ナイチンゲール本人が考えていたのも、そういうことだったのだとおもう。救うものが救われて、救われたものが救っていく。日常生活のなかで、そんなあたらしい生の形式をつくりだすことができるかどうか。それにふれた人びとの魂をどれだけゆさぶることができるのか。

ケアの炎をまき散らせ。看護は芸術である。集団的な生の表現である。看護は魂にふれる革命なのだ。

ナイチンゲールの遺言

そろそろ終わりにしようか。ずっと体調がわるくて、いま死ぬぞとおもっていたナイチンゲール。ぜんぜん死なない。長生きに長生きをかさねていく。八一歳で視力をうしなったものの、八〇代の半ばまでは意識もはっきりとしていた。ナイチンゲール詣でにやってきた人たちと元気におしゃべり。やさしいおばあちゃんだったみたいだ。

日本からは、一八九九年に津田梅子がたずねている。女性の自立。その先駆者に会いたいとおもったのだろう。ナイチンゲールが日本のことを、目をキラッキラさせながらきいてくる。かわいい。好奇心バリバリなのだ。せっかくきてくれたからと、梅子に花束を贈ってくれた。ありがとう。いちおういっておくよ。安心してください。本書ではナイチンゲールと出会ったひとは急ピッチで死んでいますが、梅子はぶじでした。その後、帰国して女子英学塾、いまの津田塾大学をつくりました。良妻賢母、くそくらえ。

さて、一九〇七年には政府からメリット勲位を授与。どえらい名誉勲章だ。女性初の栄誉なのだ

55……チョン・ウニ「ギリシアの労働者自主管理工場、生き生きと稼働」（インターネットサイト「レイバーネット」二〇一三年六月二四日公開）を参考にした。

が、もしナイチンゲールの意識がはっきりしていたら拒否していたことだろう。わたしは国家のためにはたらいたのではありませんと。

ましてやカネのため、地位のため、名誉のためにはたらいたのではない。神につかえただけなのだ。いつも心に神秘だよ。無私の心。われわれはいかなる目的にもふりまわされない。看護をなめるな。

しかしもう、そんなことをいう力はのこされていなかった。だんだん、記憶もなくなって、だれともしゃべれなくなった。ついに亡くなったのは、一九一〇年八月一三日のことだ。静かに静かに息をひきとった。ねむったまま昇天したという。死因は心不全。老衰だ。九〇歳。大往生である。

ちなみに、政府は国葬にして、歴代の王や女王がねむるウェストミンスター寺院にほうむろうとしたのだが、これだけはまえまえから遺言状をかいて拒否。さすがナイチンゲールである。代わりに、両親とおなじイースト・ウェロー村のはずれにある教会墓地に埋めてもらったそうだ。

墓碑にもよけいなことをかかせない。ただ、「F.N. 一八二〇年五月一二日誕生、一九一〇年八月一三日死去」とだけ記された。「F.N.」はフローレンス・ナイチンゲールのイニシャルだよ。シンプル。どうしても国民的英雄あつかいされたくなかったのだろう。なにより国家に追悼されたくなかったのだ。

そこにこめられたメッセージはただひとつ。国家にケアをうばわれるな。ナイチンゲールの遺言だ。ごきげんよう。

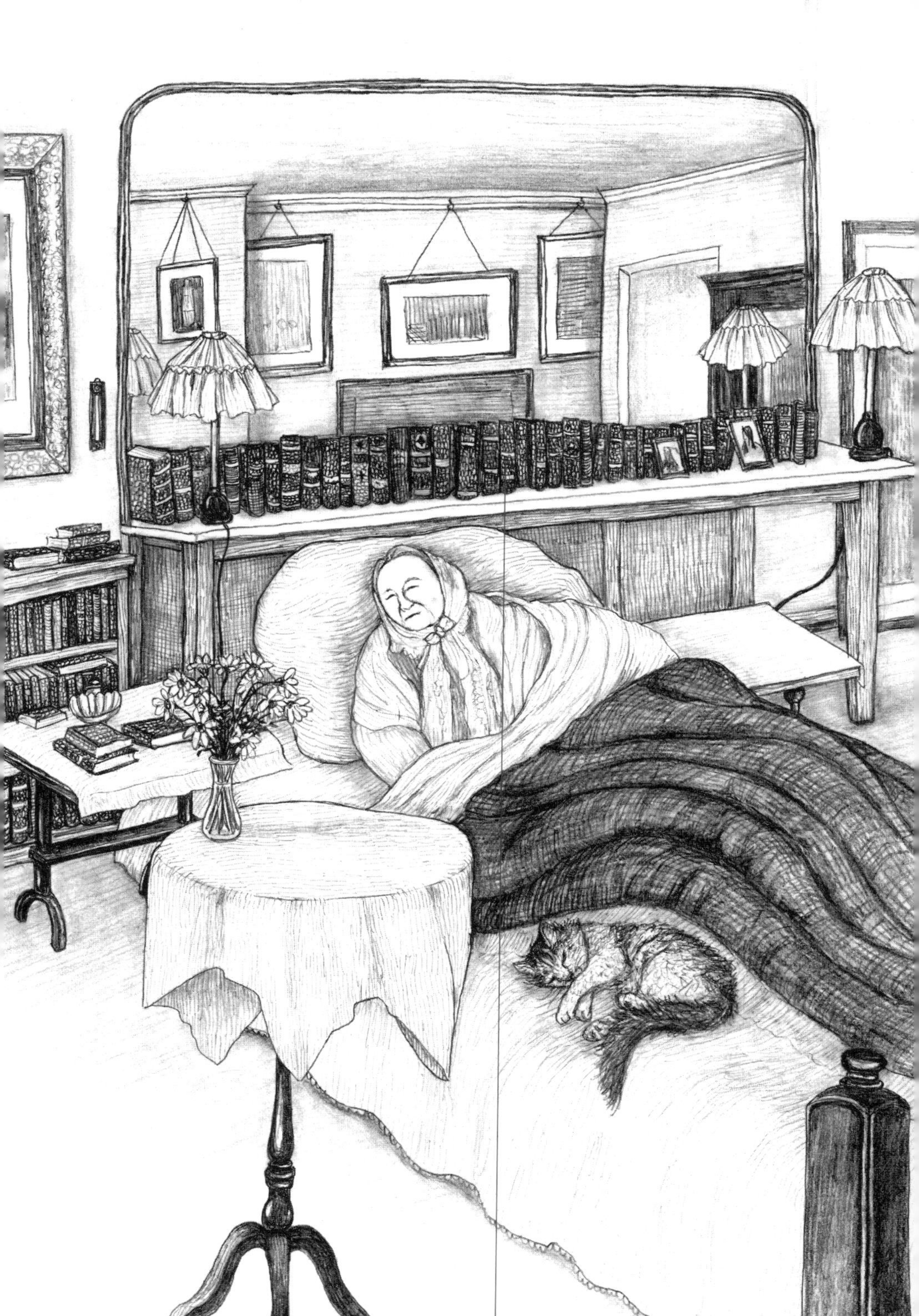

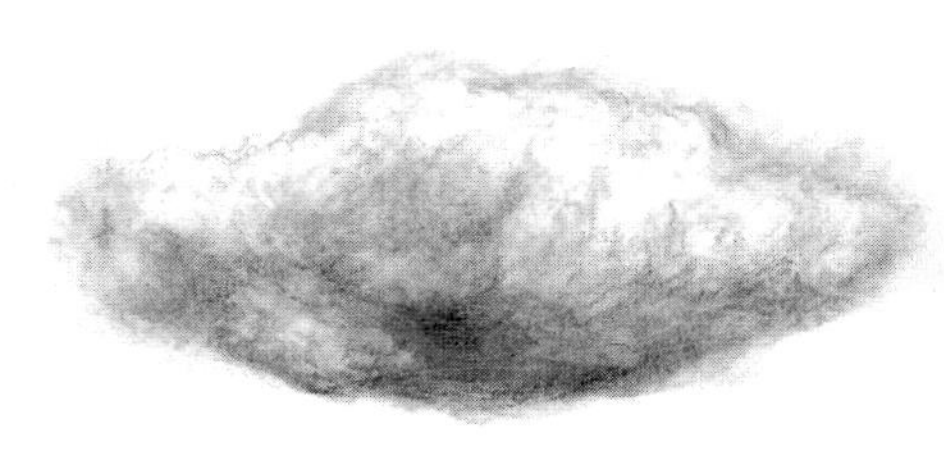

参考文献

『ナイチンゲール著作集（全三巻）』薄井坦子他訳、現代社、一九七四〜七七年。

フローレンス・ナイチンゲール『カサンドラ』木村正子訳、日本看護協会出版会、二〇二一年。

セシル・ウーダム・スミス『フロレンス・ナイチンゲールの生涯（全二巻）』武山満智子・小南吉彦訳、現代社、一九八一年。

リン・マクドナルド『実像のナイチンゲール』金井一薫監訳、島田将夫・小南吉彦訳、現代社、二〇一五年。

リットン・ストレイチー『ナイチンゲール伝 他一篇』橋口稔訳、岩波文庫、一九九三年。

宮本真巳『ナイチンゲール』文研出版、一九七六年。

多尾清子『統計学者としてのナイチンゲール』医学書院、一九九一年。

小玉香津子『ナイチンゲール』清水書院、一九九九年。

徳永哲『闘うナイチンゲール』花乱社、二〇一八年。

『ナイチンゲールの越境（現在、九巻まで刊行）』日本看護協会出版会、二〇二〇年〜。

（＊前出宮本真巳氏の『ナイチンゲール』は、同シリーズ第七巻に再掲されている）

『福音と世界（特集：神秘主義の力）』二〇二〇年一月号。

エックハルト『エックハルト説教集』田島照久編訳、岩波文庫、一九九〇年。

ブルーノ『無限、宇宙および諸世界について』清水純一訳、岩波文庫、一九八二年。

シモーヌ・ヴェイユ『シモーヌ・ヴェイユ アンソロジー』今村純子編訳、河出文庫、二〇一八年。

グスタフ・ランダウアー『懐疑と神秘思想』大窪一志訳、同時代社、二〇二〇年。

ニーチェ『この人を見よ』手塚富雄訳、岩波文庫、一九六九年。


中井久夫『分裂病と人類』東京大学出版会、一九八二年。

成瀬正憲「自然について考えていったら山伏や採集者になってしまった話」（『私たちのなかの自然』左右社、二〇二二年）。

『荘子 全現代語訳（上・下）』池田知久訳、講談社学術文庫、二〇一七年。


ティム・インゴルド『ラインズ』工藤晋訳、左右社、二〇一四年。

ジェームズ・C・スコット『反穀物の人類史』立木勝訳、みすず書房、二〇一九年。

ヴァージニア・ウルフ『自分ひとりの部屋』片山亜紀訳、平凡社ライブラリー、二〇一五年。

トルストイ『セヴストーポリ』中村白葉訳、岩波文庫、一九五四年。


國分功一郎『中動態の世界』医学書院、二〇一七年。

アネマリー・モル『ケアのロジック』田口陽子・浜田明範訳、水声社、二〇二〇年。

小川公代『ケアの倫理とエンパワメント』講談社、二〇二一年。

イ・オッラ「パルチザンの新たな形象」五井健太郎訳（『HAPAX II-1』以文社、二〇二三年）。

オリヴィエ・レイ『統計の歴史』池畑奈央子監訳、原俊彦監修、原書房、二〇二〇年。

ジョルジョ・アガンベン『実在とは何か』上村忠男訳、講談社選書メチエ、二〇一八年。

ジョルジョ・アガンベン『私たちはどこにいるのか？』高桑和巳訳、青土社、二〇二一年。

箱田徹『ミシェル・フーコー』講談社現代新書、二〇二二年。

白井聡『長期腐敗体制』角川新書、二〇二二年。

おわりに

また見つかった、何が、永遠が、海と溶け合う太陽が
——ランボー「永遠」

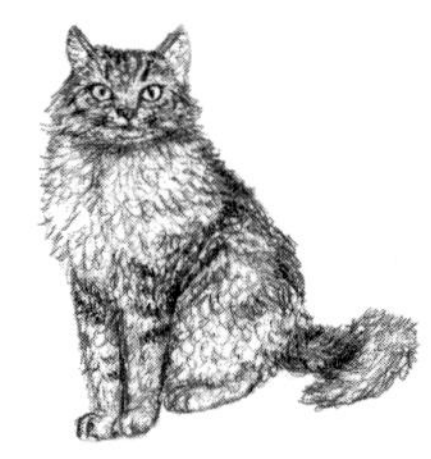

ナイチンゲールは、いつでもどこにでもあらわれる。病院で看護しているときだけじゃない。災害時、ひとは損得ぬきでひとをたすける。いや、そんなたいそうなことばかりじゃなくていい。ネコ助けでも、ただ歩いているときでも、道路で転がっているときでも、ちょっとしたことで《時》は満ちるのだ。

いまここに、完全な《時》が訪れる。先がなくなる。将来が消える。未来永劫、いましかない。永遠のいまを生きるのだ。よし、もう一回。

理由なき看護がはじまる。たとえ無意味だとわかっていても、身を顧みずに手をさしのべる。命の炎を燃やし尽くす。その姿をみていたら、われもわれもと永遠に包まれていく。いまこのときがすべて。

だとしたら、こういってもいいだろうか。ケアの炎をまき散らせ。なんどでも最後のナイチンゲールを生きていきたい。

謝辞です。まずは宮本真巳さんへ。じつは、わたしがはじめて読んだナイチンゲールの伝記は宮本さんのもの。感動してお話をうかがいにいったところ、伝記を書くためにどんな資料をつかったらよいのかまでご指南いただきました。ありがとうございます。

そして、帯に素敵なコメントを寄せてくださったブレイディみかこさんにも、スペシャルサンクスを。超うれしいです。リスペクト！

また担当編集者の白石正明さんにも。今回の企画やアイデアのおおくは、白石さんとのおしゃべりからうまれたものです。たのしかった。それから、ことあるたびにアドバイスをいただいた友人の五井健太郎さん、早助よう子さんにも。いつもながら感謝です。そして最後までおつきあいいただいた読者のみなさまにも。ありがとうございました。またお会いしましょう。チャオ！

二〇二三年九月　埼玉にて

栗原　康

著者紹介

栗原康（くりはら・やすし）

1979年埼玉県生まれ。早稲田大学大学院政治学研究科博士後期課程満期退学。東北芸術工科大学非常勤講師。専門はアナキズム研究。

著書に『大杉栄伝 永遠のアナキズム』（角川ソフィア文庫）、『村に火をつけ、白痴になれ 伊藤野枝伝』（岩波現代文庫）、『死してなお踊れ 一遍上人伝』（河出文庫）、『アナキズム 一丸となってバラバラに生きろ』（岩波新書）、『サボる哲学 労働の未来から逃散せよ』（NHK出版新書）ほか。

趣味は長渕剛、錦糸町河内音頭。好物はビール。最近は日本酒もちょっと好きです。

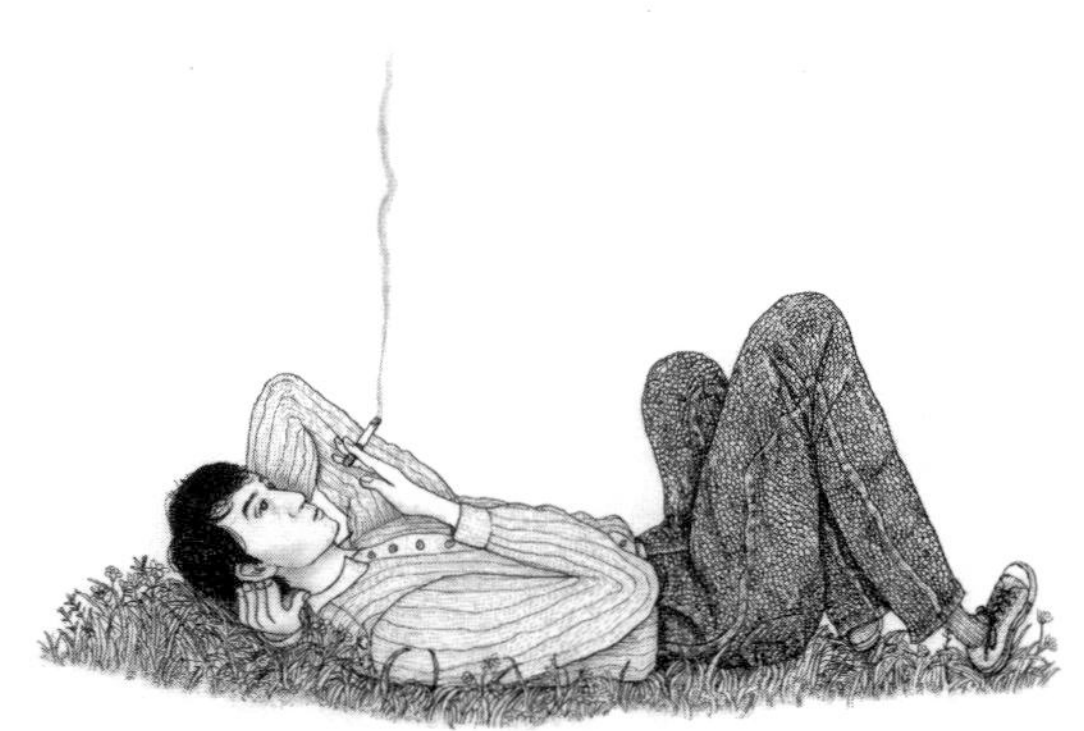

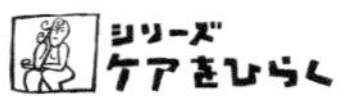

超人ナイチンゲール

発行　2023年11月15日　第1版第1刷©
2024年3月15日　第1版第3刷

著者　栗原 康

発行者　株式会社　医学書院
代表取締役　金原 俊
〒113-8719　東京都文京区本郷1-28-23
電話03-3817-5600（社内案内）

印刷・製本　アイワード

ISBN978-4-260-05442-3

◎本書のテキストデータを提供します。
視覚障害、読字障害、上肢障害などの理由で本書をお読みになれない方には、電子データを提供いたします。
・200円切手
・左のテキストデータ引換券（コピー不可）を同封のうえ、下記までお申し込みください。
［宛先］
〒113-8719 東京都文京区本郷1-28-23
医学書院看護出版部 テキストデータ係

テキストデータ引換券
超人ナイチンゲール

本シリーズでは、「科学性」「専門性」「主体性」といったことばだけでは語りきれない地点から《ケア》の世界を探ります。

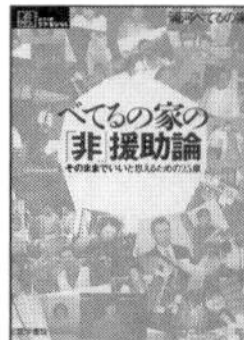

べてるの家の「非」援助論：そのままでいいと思えるための25章●浦河べてるの家●2000円●それで順調！———「幻覚＆妄想大会」「偏見・差別歓迎集会」という珍妙なイベント。「諦めが肝心」「安心してサボれる会社づくり」という脱力系キャッチフレーズ群。それでいて年商1億円、年間見学者2000人。医療福祉領域を超えて圧倒的な注目を浴びる〈べてるの家〉の、右肩下がりの援助論！

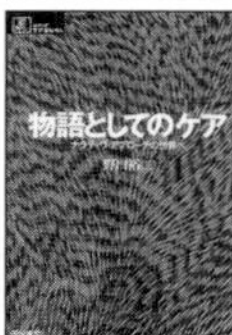

物語としてのケア：ナラティヴ・アプローチの世界へ●野口裕二●2200円●「ナラティヴ」の時代へ———「語り」「物語」を意味するナラティヴ。人文科学領域で衝撃を与えつづけているこの言葉は、ついに臨床の風景さえ一変させた。「精神論 vs. 技術論」「主観主義 vs. 客観主義」「ケア vs. キュア」という二項対立の呪縛を超えて、臨床の物語論的転回はどこまで行くのか。

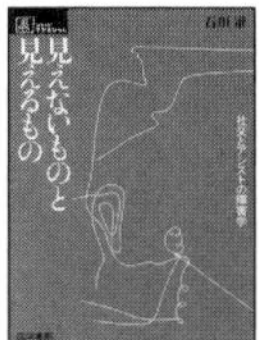

見えないものと見えるもの：社交とアシストの障害学●石川准●2000円●だから障害学はおもしろい———自由と配慮がなければ生きられない。社交とアシストがなければつながらない。社会学者にしてプログラマ、全知にして全盲、強気にして気弱、感情的な合理主義者……〝いつも二つある〟著者が冷静と情熱のあいだで書き下ろした、つながるための障害学。

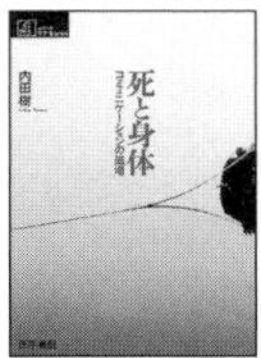

死と身体：コミュニケーションの磁場●内田 樹●2000円●人間は、死んだ者とも語り合うことができる———〈ことば〉の通じない世界にある「死」と「身体」こそが、人をコミュニケーションへと駆り立てる。なんという腑に落ちる逆説！「誰もが感じていて、誰も言わなかったことを、誰にでもわかるように語る」著者の、教科書には絶対に出ていないコミュニケーション論。読んだ後、猫にもあいさつしたくなります。

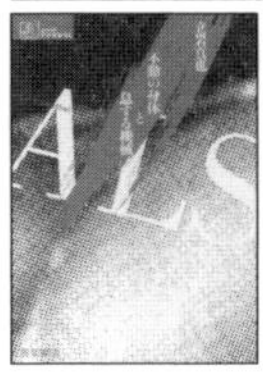

ALS 不動の身体と息する機械●立岩真也●2800円●それでも生きたほうがよい、となぜ言えるのか———ALS当事者の語りを渉猟し、「生きろと言えない生命倫理」の浅薄さを徹底的に暴き出す。人工呼吸器と人がいれば生きることができると言う本。「質のわるい生」に代わるべきは「質のよい生」であって「美しい死」ではない、という当たり前のことに気づく本。

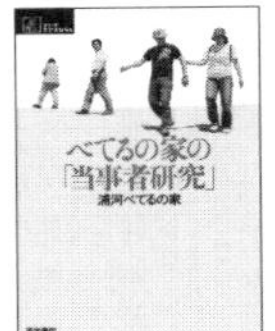

べてるの家の「当事者研究」●浦河べてるの家●2000円●研究？ ワクワクするなあ―――べてるの家で「研究」がはじまった。心の中を見つめたり、反省したり……なんてやつじゃない。どうにもならない自分を、他人事のように考えてみる。仲間と一緒に笑いながら眺めてみる。やればやるほど元気になってくる、不思議な研究。合い言葉は「自分自身で、共に」。そして「無反省でいこう！」

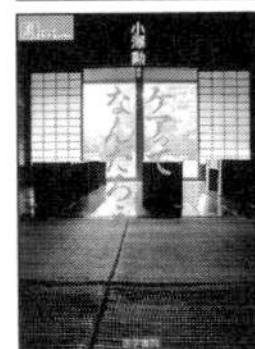

ケアってなんだろう●小澤勲編著●2000円●「技術としてのやさしさ」を探る七人との対話―――「ケアの境界」にいる専門家、作家、若手研究者らが、精神科医・小澤勲氏に「ケアってなんだ？」と迫り聴く。「ほんのいっときでも憩える椅子を差し出す」のがケアだと言い切れる人の《強さとやさしさ》はどこから来るのか―――。感情労働が知的労働に変換されるスリリングな一瞬！

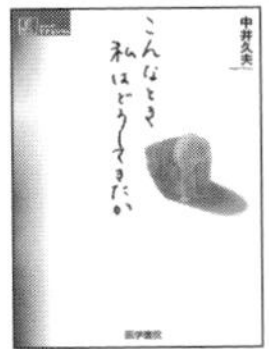

こんなとき私はどうしてきたか●中井久夫●2000円●「希望を失わない」とはどういうことか―――はじめて患者さんと出会ったとき、暴力をふるわれそうになったとき、退院が近づいてきたとき、私はどんな言葉をかけ、どう振る舞ってきたか。当代きっての臨床家であり達意の文章家として知られる著者渾身の一冊。ここまで具体的で美しいアドバイスが、かつてあっただろうか。

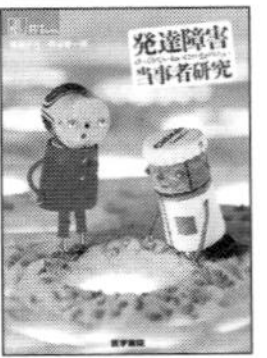

発達障害当事者研究：ゆっくりていねいにつながりたい●綾屋紗月＋熊谷晋一郎●2000円●あふれる刺激、ほどける私―――なぜ空腹がわからないのか、なぜ看板が話しかけてくるのか。外部からは「感覚過敏」「こだわりが強い」としか見えない発達障害の世界を、アスペルガー症候群当事者が、脳性まひの共著者と探る。「過剰」の苦しみは身体に来ることを発見した画期的研究！

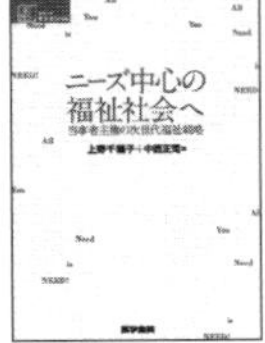

ニーズ中心の福祉社会へ：当事者主権の次世代福祉戦略●上野千鶴子＋中西正司編●2200円●社会改革のためのデザイン！ ビジョン!! アクション!!!―――「こうあってほしい」という構想力をもったとき、人はニーズを知り、当事者になる。「当事者ニーズ」をキーワードに、研究者とアクティビストたちが「ニーズ中心の福祉社会」への具体的シナリオを提示する。

コーダの世界：手話の文化と声の文化●澁谷智子●2000円●生まれながらのバイリンガル?———コーダとは聞こえない親をもつ聞こえる子どもたち。「ろう文化」と「聴文化」のハイブリッドである彼らの日常は驚きに満ちている。親が振り向いてから泣く赤ちゃん? じっと見つめすぎて誤解される若い女性? 手話が「言語」であり「文化」であると心から納得できる刮目のコミュニケーション論。

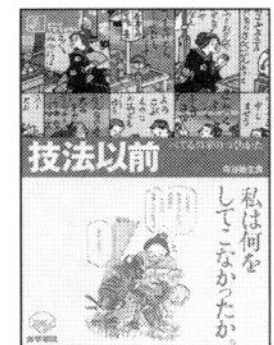

技法以前：べてるの家のつくりかた●向谷地生良●2000円●私は何をしてこなかったか———「幻覚&妄想大会」をはじめとする掟破りのイベントはどんな思考回路から生まれたのか? べてるの家のような〝場〟をつくるには、専門家はどう振る舞えばよいのか? 「当事者の時代」に専門家にできることを明らかにした、かつてない実践的「非」援助論。べてるの家スタッフ用「虎の巻」、大公開!

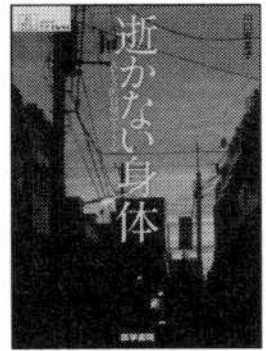

逝かない身体：ALS的日常を生きる●川口有美子●2000円●即物的に、植物的に——言葉と動きを封じられたALS患者の意思は、身体から探るしかない。ロックトイン・シンドロームを経て亡くなった著者の母を支えたのは、「同情より人工呼吸器」「傾聴より身体の微調整」という究極の身体ケアだった。重力に抗して生き続けた母の「植物的な生」を身体ごと肯定した圧倒的記録。

第41回大宅壮一ノンフィクション賞受賞作

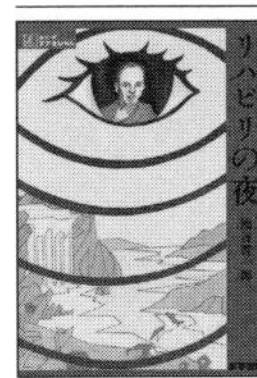

リハビリの夜●熊谷晋一郎●2000円●痛いのは困る——現役の小児科医にして脳性まひ当事者である著者は、《他者》や《モノ》との身体接触をたよりに、「官能的」にみずからの運動をつくりあげてきた。少年期のリハビリキャンプにおける過酷で耽美な体験、初めて電動車いすに乗ったときの時間と空間が立ち上がるめくるめく感覚などを、全身全霊で語り尽くした驚愕の書。

第9回新潮ドキュメント賞受賞作

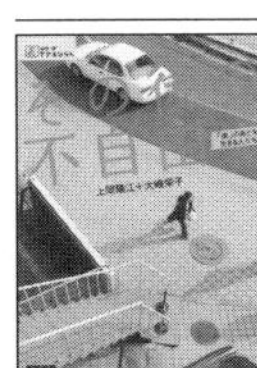

その後の不自由●上岡陽江+大嶋栄子●2000円●〝ちょっと寂しい〟がちょうどいい——トラウマティックな事件があった後も、専門家がやって来て去っていった後も、当事者たちの生は続く。しかし彼らはなぜ「日常」そのものにつまずいてしまうのか。なぜ援助者を振り回してしまうのか。そんな「不思議な人たち」の生態を、薬物依存の当事者が身を削って書き記した当事者研究の最前線!

第 2 回日本医学ジャーナリスト協会賞受賞作

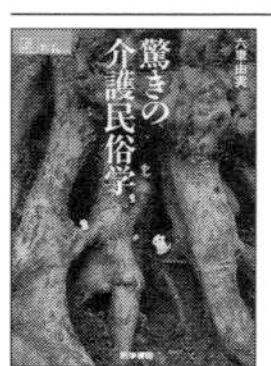

驚きの介護民俗学●六車由実●2000 円●語りの森へ――気鋭の民俗学者は、あるとき大学をやめ、老人ホームで働きはじめる。そこで流しのバイオリン弾き、蚕の鑑別嬢、郵便局の電話交換手ら、「忘れられた日本人」たちの語りに身を委ねていると、やがて新しい世界が開けてきた……。「事実を聞く」という行為がなぜ人を力づけるのか。聞き書きの圧倒的な可能性を活写し、高齢者ケアを革新する。

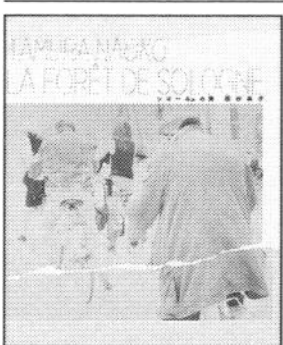

ソローニュの森●田村尚子●2600 円●ケアの感触、曖昧な日常――思想家ガタリが終生関ったことで知られるラ・ボルド精神病院。一人の日本人女性の震える眼が掬い取ったのは、「フランスのべてるの家」ともいうべき、患者とスタッフの間を流れる緩やかな時間だった。ルポやドキュメンタリーとは一線を画した、ページをめくるたびに深呼吸ができる写真とエッセイ。B5 変型版。

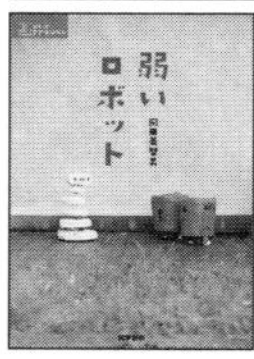

弱いロボット●岡田美智男●2000 円●とりあえずの一歩を支えるために――挨拶をしたり、おしゃべりをしたり、散歩をしたり。そんな「なにげない行為」ができるロボットは作れるか？　この難題に著者は、ちょっと無責任で他力本願なロボットを提案する。日常生活動作を規定している「賭けと受け」の関係を明るみに出し、ケアをすることの意味を深いところで肯定してくれる異色作！

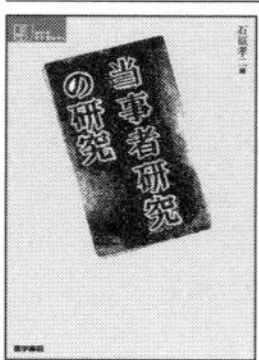

当事者研究の研究●石原孝二編●2000 円●で、当事者研究って何だ?――専門職・研究者の間でも一般名称として使われるようになってきた当事者研究。それは、客観性を装った「科学研究」とも違うし、切々たる「自分語り」とも違うし、勇ましい「運動」とも違う。本書は哲学や教育学、あるいは科学論と交差させながら、“自分の問題を他人事のように扱う”当事者研究の圧倒的な感染力の秘密を探る。

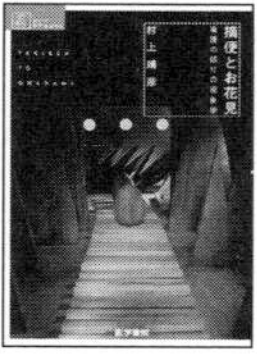

摘便とお花見：看護の語りの現象学●村上靖彦●2000 円●とるにたらない日常を、看護師はなぜ目に焼き付けようとするのか――看護という「人間の可能性の限界」を拡張する営みに吸い寄せられた気鋭の現象学者は、共感あふれるインタビューと冷徹な分析によって、その不思議な時間構造をあぶり出した。巻末には圧倒的なインタビュー論を付す。看護行為の言語化に資する驚愕の一冊。

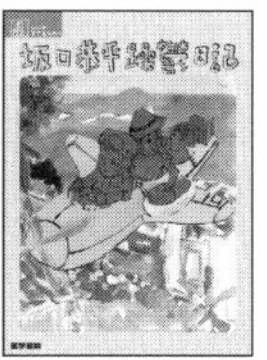

坂口恭平躁鬱日記●坂口恭平●1800円●僕は治ることを諦めて、「坂口恭平」を操縦することにした。家族とともに。——マスコミを席巻するきらびやかな才能の奔出は、「躁」のなせる業でもある。「鬱」期には強固な自殺願望に苛まれ外出もおぼつかない。この病に悩まされてきた著者は、あるとき「治療から操縦へ」という方針に転換した。その成果やいかに！　涙と笑いと感動の当事者研究。

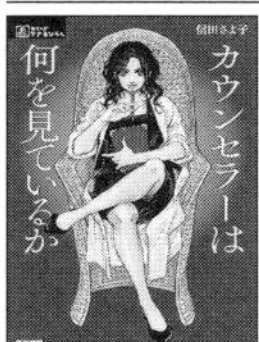

カウンセラーは何を見ているか●信田さよ子●2000円●傾聴？ ふっ。——「聞く力」はもちろん大切。しかしプロなら、あたかも素人のように好奇心を全開にして、相手を見る。そうでなければ〈強制〉と〈自己選択〉を両立させることはできない。若き日の精神科病院体験を経て、開業カウンセラーの第一人者になった著者が、「見て、聞いて、引き受けて、踏み込む」ノウハウを一挙公開！

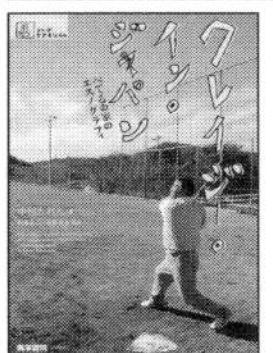

クレイジー・イン・ジャパン：べてるの家のエスノグラフィ●中村かれん●2200円●日本の端の、世界の真ん中。——インドネシアで生まれ、オーストラリアで育ち、イェール大学で教える医療人類学者が、べてるの家に辿り着いた。7か月以上にも及ぶ住み込み。10年近くにわたって断続的に行われたフィールドワーク。べてるの「感動」と「変貌」を、かつてない文脈で発見した傑作エスノグラフィ。付録DVD「Bethel」は必見の名作！

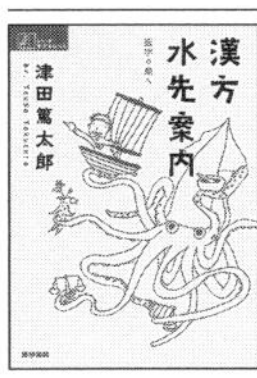

漢方水先案内：医学の東へ●津田篤太郎●2000円●漢方ならなんとかなるんじゃないか?—— 原因がはっきりせず成果もあがらない「ベタなぎ漂流」に追い込まれたらどうするか。病気に対抗する生体のパターンは決まっているならば、「生体をアシスト」という方法があるじゃないか！　万策尽きた最先端の臨床医がたどり着いたのは、キュアとケアの合流地点だった。それが漢方。

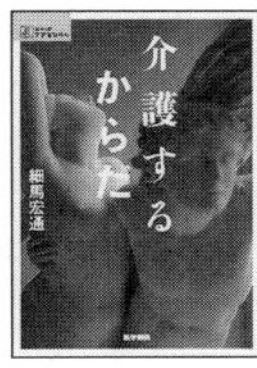

介護するからだ●細馬宏通●2000円●あの人はなぜ「できる」のか?—— 目利きで知られる人間行動学者が、ベテランワーカーの神対応をビデオで分析してみると……、そこには言語以前に〝かしこい身体〟があった！　ケアの現場が、ありえないほど複雑な相互作用の場であることが分かる「驚き」と「発見」の書。マニュアルがなぜ現場で役に立たないのか、そしてどうすればうまく行くのかがよーく分かります。

第 16 回小林秀雄賞受賞作
紀伊國屋じんぶん大賞 2018 受賞作

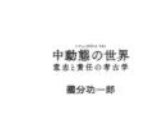

中動態の世界：意志と責任の考古学●國分功一郎●2000 円●「する」と「される」の外側へ——強制はないが自発的でもなく、自発的ではないが同意している。こうした事態はなぜ言葉にしにくいのか？ なぜそれが「曖昧」にしか感じられないのか？ 語る言葉がないからか？ それ以前に、私たちの思考を条件付けている「文法」の問題なのか？ ケア論にかつてないパースペクティヴを切り開く画期的論考！

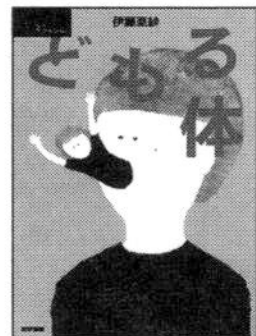

どもる体●伊藤亜紗●2000 円●しゃべれるほうが、変。——話そうとすると最初の言葉を繰り返してしまう（＝連発という名のバグ）。それを避けようとすると言葉自体が出なくなる（＝難発という名のフリーズ）。吃音とは、言葉が肉体に拒否されている状態だ。しかし、なぜ歌っているときにはどもらないのか？ 徹底した観察とインタビューで吃音という「謎」に迫った、誰も見たことのない身体論！

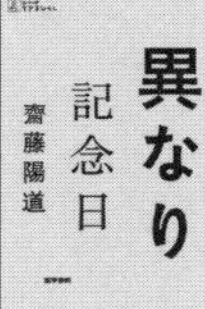

異なり記念日●齋藤陽道●2000 円●手と目で「看る」とはどういうことか——「聞こえる家族」に生まれたろう者の僕と、「ろう家族」に生まれたろう者の妻。ふたりの間に、聞こえる子どもがやってきた。身体と文化を異にする 3 人は、言葉の前にまなざしを交わし、慰めの前に手触りを送る。見る、聞く、話す、触れることの〈歓び〉とともに。ケアが発生する現場からの感動的な実況報告。

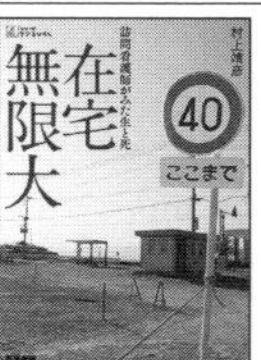

在宅無限大：訪問看護師がみた生と死●村上靖彦●2000 円●「普通に死ぬ」を再発明する——病院によって大きく変えられた「死」は、いま再びその姿を変えている。先端医療が組み込まれた「家」という未曾有の環境のなかで、訪問看護師たちが地道に「再発明」したものなのだ。著者は並外れた知的肺活量で、訪問看護師の語りを生け捕りにし、看護が本来持っているポテンシャルを言語化する。

第 19 回大佛次郎論壇賞受賞作
紀伊國屋じんぶん大賞 2020 受賞作

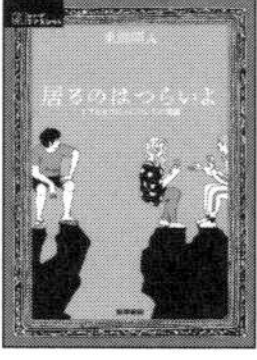

居るのはつらいよ：ケアとセラピーについての覚書●東畑開人●2000 円●「ただ居るだけ」vs.「それでいいのか」——京大出の心理学ハカセは悪戦苦闘の職探しの末、沖縄の精神科デイケア施設に職を得た。しかし勇躍飛び込んだそこは、あらゆる価値が反転する「ふしぎの国」だった。ケアとセラピーの価値について究極まで考え抜かれた、涙あり笑いあり出血（！）ありの大感動スペクタル学術書！

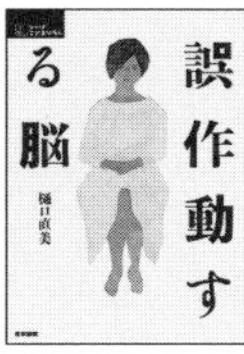

誤作動する脳●樋口直美● 2000円●「時間という一本のロープにたくさんの写真がぶら下がっている。それをたぐり寄せて思い出をつかもうとしても、私にはそのロープがない」――ケアの拠り所となるのは、体験した世界を正確に表現したこうした言葉ではないだろうか。「レビー小体型認知症」と診断された女性が、幻視、幻臭、幻聴など五感の変調を抱えながら達成した圧倒的な当事者研究！

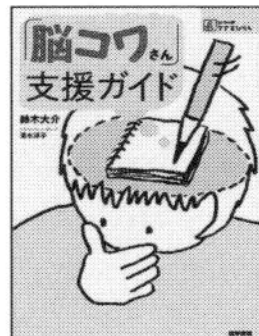

「脳コワさん」支援ガイド●鈴木大介●2000円●脳がコワれたら、「困りごと」はみな同じ。――会話がうまくできない、雑踏が歩けない、突然キレる、すぐに疲れる……。病名や受傷経緯は違っていても結局みんな「脳の情報処理」で苦しんでいる。だから脳を「楽」にすることが日常を取り戻す第一歩だ。疾患を超えた「困りごと」に着目する当事者学が花開く、読んで納得の超実践的ガイド！

第9回日本医学ジャーナリスト協会賞受賞作

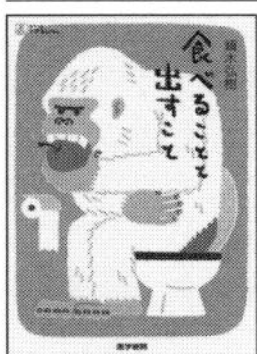

食べることと出すこと●頭木弘樹● 2000円●食べて出せればOKだ！（けど、それが難しい……。）――潰瘍性大腸炎という難病に襲われた著者は、食事と排泄という「当たり前」が当たり前でなくなった。IVHでも癒やせない顎や舌の飢餓感とは？　便の海に茫然と立っているときに、看護師から雑巾を手渡されたときの気分は？　切実さの狭間に漂う不思議なユーモアが、何が「ケア」なのかを教えてくれる。

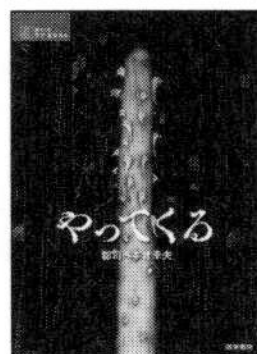

やってくる●郡司ペギオ幸夫● 2000円●「日常」というアメイジング！――私たちの「現実」は、外部からやってくるものによってギリギリ実現されている。だから日々の生活は、何かを為すためのスタート地点ではない。それこそが奇跡的な達成であり、体を張って実現すべきものなんだ！　ケアという「小さき行為」の奥底に眠る過激な思想を、素手で取り出してみせる圧倒的な知性。

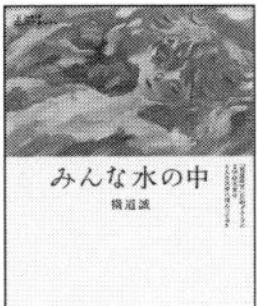

みんな水の中●横道 誠● 2000円●脳の多様性とはこのことか！――ASD（自閉スペクトラム症）とADHD（注意欠如・多動症）と診断された大学教員は、彼を取り囲む世界の不思議を語りはじめた。何もかもがゆらめき、ぼんやりとしか聞こえない水の中で、〈地獄行きのタイムマシン〉に乗せられる。そんな彼を救ってくれたのは文学と芸術、そして仲間だった。赤裸々、かつちょっと乗り切れないユーモアの日々。

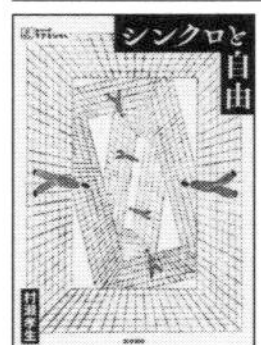

シンクロと自由●村瀬孝生●2000円●介護現場から「自由」を更新する――「こんな老人ホームなら入りたい！」と熱い反響を呼んだNHK番組「よりあいの森 老いに沿う」。その施設長が綴る、自由と不自由の織りなす不思議な物語。しなやかなエピソードに浸っているだけなのに、気づくと温かい涙が流れている。万策尽きて途方に暮れているのに、希望が勝手にやってくる。

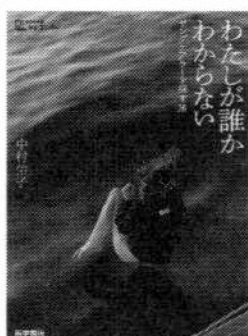

わたしが誰かわからない：ヤングケアラーを探す旅●中村佑子●2000円●ケア的主体をめぐる冒険的セルフドキュメント！――ヤングケアラーとは、世界をどのように感受している人なのか。取材はいつの間にか、自らの記憶をたぐり寄せる旅に変わっていた。「あらかじめ固まることを禁じられ、自他の境界を横断してしまう人」として、著者はふたたび祈るように書きはじめた。

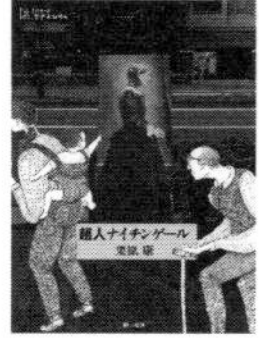

超人ナイチンゲール●栗原 康●2000円●誰も知らなかったナイチンゲールに、あなたは出会うだろう――鬼才文人アナキストが、かつてないナイチンゲール伝を語り出した。それは聖女でもなく合理主義者でもなく、「近代的個人」の設定をやすやすと超える人だった。「永遠の今」を生きる人だった。救うものが救われて、救われたものが救っていく。そう、看護は魂にふれる革命なのだ。